Dr. med. Deepak Chopra
Endlich das ideale Gewicht

Lübbe Ayurveda Ratgeber

In der Reihe »Lübbe Ayurveda Ratgeber« sind bisher folgende Titel erschienen:

- Dr. med. Deepak Chopra: Endlich erholsam schlafen. (1995)
- Dr. med. Deepak Chopra: Das Gewicht, das zu mir paßt. (1996)
- Dr. med. Deepak Chopra: Die natürliche Verdauung. (1996)
- Dr. med. Deepak Chopra: Alle Kraft steckt in dir. (1996)

Weitere Ayurveda-Titel im Gustav Lübbe Verlag:

- Dr. Karin Pirc: Kursbuch Ayurveda für Mutter und Kind. Ganzheitliche Harmonie mit Maharishi Ayur-Veda. Grundlagen und praktische Ratschläge für Gesundheit und Erziehung (1996)
- Dr. med. Deepak Chopra: Die Körperseele. Grundlagen und praktische Übungen der Ayurveda-Medizin (1991)
- Dr. med. Deepak Chopra: Die heilende Kraft. Ayurveda, das altindische Wissen vom Leben, und die modernen Naturwissenschaften. (1990)
- Dr. med. Deepak Chopra: Die Körperzeit. Mit Ayurveda: Jung werden, ein Leben lang (1994)

Vielen Menschen ist mittlerweile die altindische Lehre des Ayurveda eine vertraute Quelle für alternativen medizinischen Rat in allen Lebenslagen. Doch der Ayurveda ist sehr viel mehr: Er ist Leitfaden für ein ganzheitliches Leben im Einklang mit uns selbst und unserer inneren Natur.

So lehrt der Ayurveda auch, daß es kein sogenanntes Normalgewicht gibt, das für alle Menschen gleicher Größe unterschiedslos verbindlich ist. Vielmehr gibt es für jeden einzelnen Menschen, gemäß seiner besonderen körperlich-geistigen Beschaffenheit ein ganz persönliches Idealgewicht: ein Gewicht, das zu ihm paßt.

Dieses Buch zeigt Ihnen, wie Sie Ihr individuel-les Idealgewicht finden und damit glücklich leben, ohne sich von starren Normtabellen bevormunden zu lassen.

Sie lernen zunächst nach ayurvedischer Lehre Ihren Persönlichkeitstyp kennen, danach, welches das für Sie beste Gewicht ist und wie Biorhythmen Ihr Gewicht beeinflussen. Sie erfahren, wie Sie sich auf Ihren persönlichen Körpertyp einstellen können durch eine ganz speziell für Sie richtige, genußvolle Ernährung, durch körperliche und geistige Übungen und vor allem durch ein Leben im Einklang mit Ihrer eigenen Natur. Das Ziel ist es, daß Sie mit Ihrem Körper wieder glücklich werden, indem Körper und Geist wieder in ganzheitlicher Harmonie zusammenschwingen.

Dr. med. Deepak Chopra

ENDLICH DAS IDEALE GEWICHT

Gustav Lübbe Verlag

Aus dem Amerikanischen übersetzt
von Peter A. Schmidt

This translation published by arrangement
with Harmony Books, Division of Crown Publishers,
Inc., New York
Titel der amerikanischen Originalausgabe:
»Perfect Weight. The Complete Mind/body Program
for Achieving and Maintaining Your Ideal Weight«

Redaktion: Ulrike Brandt-Schwarze
Schutzumschlagentwurf:
KOMBO, Kommunikationsdesign GmbH, Köln
Satz: Kremerdruck GmbH, Lindlar
Gesetzt aus der New Caledonia von Linotype-Hell
Druck und Einband: Friedrich Pustet, Regensburg

Printed in Germany
ISBN 3-7857-0836-X

4 3 2 1

INHALT

1 LERNEN SIE DIE WAHRE NATUR VON KÖRPER UND GEIST KENNEN

DAS IDEALE GEWICHT

»Endlich das ideale Gewicht« ist keines der sattsam bekannten Diätbücher. Dieses Buch ist in mancherlei Hinsicht durchaus einzigartig. Der grundsätzliche Unterschied zu anderen Büchern mit ähnlicher Thematik ist schnell erklärt. Anstatt davon auszugehen, daß bei Ihnen, dem Leser, irgend etwas nicht in Ordnung ist und folglich korrigiert werden muß, wird hier vorausgesetzt, daß bei Ihnen grundsätzlich alles stimmt. Diese Methode stützt sich im Gegenteil sogar darauf, daß jeder von uns von seinen Anlagen her *vollkommen* und, was noch mehr zählt, absolut *einzigartig* ist.

Das Idealgewicht kann daher nicht in Form einer zweistelligen Zahl mit einer Stelle hinter dem Komma angegeben werden, wie man sie in den Tabellen findet, die von den Lebensversicherungen in Großauflage verbreitet werden. Das Idealgewicht ist etwas weitaus Subjektiveres. Wenn Sie sich gesund, energiegeladen, gutaussehend und in Ihrem Körper zu Hause fühlen, dann haben Sie Ihr Idealgewicht – aber auch nur dann. Der einzige, der das beurteilen kann, sind Sie selbst, und Ihre Meinung ist die einzige, die in diesem Zusammenhang wirklich zählt.

Falls Sie sich bislang bemüht haben, einem künstlichen, durch die Medien verbreiteten Bild vom richtigen Aussehen des menschlichen Körpers gerecht zu werden, mag Ihnen das Wissen abhanden gekommen sein, daß starke Kräfte der Natur über Jahrmillionen daran gearbeitet haben, Sie genau so zu gestalten, wie Sie sind. Ihr Körper ist ein Wunderwerk biologischer Ingenieurskunst. Die grundsätzliche Makellosigkeit Ihres Körpers ist stets greifbar, und daran anzuknüpfen ist der erste und allerwichtigste Schritt auf dem Weg zu einer guten Gesundheit im eigentlichen Sinne.

Was immer man Ihnen von verschiedenen Seiten auch einzureden versucht, es ist nicht notwendig, zuerst ein »neues Selbst« zu schaffen, um Gewichtsprobleme oder Gesundheitsprobleme anzugehen. Die wirkliche Lösung besteht schlichtweg darin, den vollkommenen Organismus wiederzuentdecken, mit dem Mutter Natur Sie von Anfang an ausgestattet hat. Und das ist einfacher, als Sie denken.

Ich bin mir natürlich bewußt, daß sich das alles ziemlich abstrakt anhört. Vielleicht fühlen Sie sich im Augenblick ganz und gar nicht vollkommen. Wahrscheinlich haben Sie schon eine oder mehrere der unzähligen Methoden zum Abnehmen ausprobiert, die überall und jederzeit angeboten werden. Bei vielen Schlankheitskuren müssen Sie über die Kalorienanzahl, die Sie zu sich nehmen, sorgfältig Buch führen. Andere Methoden fordern die Einschränkung des Fettverbrauchs, anstrengendes körperliches Training oder eine Kombination von beidem. Wenn Sie schon einmal versucht haben, auf eine solche Weise abzunehmen, haben Sie aller Wahrscheinlichkeit nach folgende Erfahrung gemacht: Sie haben tatsächlich abgenommen, am Anfang sogar sehr rasch. Aber dann haben Sie die ganzen verlorenen Pfunde – vielleicht sogar noch mehr – in den folgenden ein bis anderthalb Jahren wieder zugelegt. Obendrein zeigen verschiedene Untersuchungen, daß dieses Ab- und Zunehmen insgesamt gesehen schädlicher ist als das ursprüngliche Übergewicht.

Eine solche Kalorienzählerei, bei der Sie auf Ihre Lieblingsspeisen verzichten müssen, oder extrem anstrengende Körperübungen haben in diesem Buch keinen Platz. Statt dessen finden Sie hier einfache und natürliche Rezepte, mit denen die Harmonie von Körper und Geist wiederhergestellt werden kann. Hier lernen Sie, auf die Stimme Ihrer inneren Intelligenz zu achten und den natürlichen Rhythmen Ihres Organismus wieder zur Geltung zu verhelfen. Auf diese Weise können Sie sich in den Zustand der einzigartigen Vollkommenheit zurückversetzen, in dem Sie auf die Welt gekommen sind.

Lassen Sie mich das Wörtchen *einzigartig* noch einmal betonen. Die Kombination der biologischen, emotionalen und spirituellen Elemente, die Ihren Körper-Geist ausmachen, ist absolut einzigartig und kann durch keine Graphiken, Diagramme oder Tabellen wiedergegeben werden. Blättern Sie dieses Buch ruhig einmal durch – Sie werden keine Zahlenkolonnen finden. Auf Grund meiner jahrelangen Erfahrung mit Tausenden von Patienten weiß ich natürlich, daß es im Hinblick auf Körpergröße und Gewicht gewisse Normen gibt, aber das sind lediglich klinische Beobachtungswerte. Ganz gewiß sind es keine Vorbilder, an denen sich Ihr Verhalten zu orientieren hätte. Es mag wohl stimmen, daß Männer mit einer Körpergröße um 1,80 Meter sich im allgemeinen bei einem Gewicht von etwa 72 Kilo gesund und leistungsfähig fühlen, aber ich würde dieses Gewicht trotzdem nicht zum »Idealgewicht« für alle Männer mit dieser Größe erheben. Angesichts dessen, was ich über die vielfältigen Unterschiede des menschlichen Organismus weiß, wäre das schlichtweg unrealistisch.

Damit Sie selbst Ihre körperlichen Eigenheiten erkennen können, enthält dieses Buch einen Fragebogen zu den einzelnen Körpertypen. Dieser Fragebogen basiert auf der traditionellen indischen Heilkunst, dem *ayurveda*. Füllen Sie den Fragebogen aus, und machen Sie sich mit der erstaunlich scharfsichtigen Anschauung des Ayurveda über den menschlichen Körper in seiner Vielgestaltigkeit vertraut. Ein fünftausendjähriges Wissen über die Gesundheit des Menschen wird Ihnen dadurch unmittelbar zugänglich. Von dieser Warte aus werden Ihnen – vielleicht zum allerersten Mal – die wirklichen Bedürfnisse und Rhythmen Ihres Körpers bewußt. Sie werden beurteilen können, wo Sie vielleicht aus dem Takt dieser Rhythmen geraten sind, und wie der Einklang wiederhergestellt werden kann. Es liegt dann in Ihrer eigenen Macht, *Ihr* Idealgewicht zu erreichen, und zwar ohne die körperlichen Entbehrungen, die seelischen Belastungen und die späteren Enttäuschungen, die praktisch mit jeder anderen Schlankheitskur einhergehen.

Es ist nun einmal eine Tatsache, daß sich das richtige Gewicht ganz von allein einstellt, sobald man gelernt hat, im Einklang mit seinen biologischen Bedürfnissen zu leben, und aufgehört hat, sich gegen sie zu stellen. Das heftige Verlangen nach ungesunden Nahrungsmitteln verschwindet. Der Selbstwertverlust, unter dem Übergewichtige oft leiden, weicht einem Gefühl des geistigen und körperlichen Wohlbefindens. Antriebslosigkeit und Bequemlichkeit werden von Begeisterungsfähigkeit und Lebenslust ersetzt. Diese natürlichen Entwicklungen als etwas darzustellen, worum man kämpfen muß, wie es in den meisten Diätprogrammen geschieht, wird Ihnen bald geradezu lächerlich vorkommen. Schließlich »kämpft« das Gras nicht darum zu wachsen, die Fische »kämpfen« nicht darum zu schwimmen, und unsere Erde »kämpft« nicht um ihren Lauf um die Sonne!

Ich möchte Ihnen sehr ans Herz legen, die Anregungen und Techniken dieses Buches möglichst bald in Ihr Leben aufzunehmen: Sobald Sie Ihr Idealgewicht erreichen und es auch behalten, werden Sie nämlich einen sehr weitreichenden Nutzen daraus ziehen. Das gilt besonders, wenn Sie schon andere Methoden zum Abnehmen ausprobiert haben und über die Ergebnisse enttäuscht waren. Indem Sie in diesem wichtigen Bereich Ihres Lebens wieder zur Ausgeglichenheit finden und das damit verbundene Gefühl von Gesundheit und Wohlbefinden genießen, sind Sie den wahrhaft unbegrenzten Möglichkeiten, welche die Natur für Sie bereithält, einen bedeutenden und ermutigenden Schritt näher gekommen.

DIE DISKUSSION UM DAS IDEALGEWICHT

Nicht nur in Amerika bereitet das Problem des Übergewichts den Leuten ganz besondere Kopfschmerzen. Meiner Ansicht nach besteht dazu in einigen Fällen auch durchaus Anlaß, in anderen jedoch nicht. Aber selbst wenn die Sorgen über das Gewicht berechtigt sind, sind die Maßnahmen dagegen doch oft wirkungslos oder sogar gesundheitsschädlich. Diese erstaunliche Tatsache ist bei sogenannten Blitzdiäten, körperlichen Gewaltkuren und bei Eßstörungen wie Anorexie (Magersucht) und Bulimie (Anfälle von Heißhunger mit anschließendem Erbrechen) immer wieder festgestellt worden. Das ganze Problem der Gewichtskontrolle ist zu einem Dickicht aus widersprüchlichen Aussagen und ständig wechselnden Anweisungen geworden, dem wir verwirrt gegenüberstehen, und das uns langsam daran zweifeln läßt, ob es überhaupt Möglichkeiten für eine positive Entwicklung gibt, oder ob das Schicksal unser Gewicht bestimmt.

Es ist eines der Hauptanliegen dieses Buches, das Thema Abnehmen so klar und einfach wie möglich darzustellen, damit Sie vernünftig darüber entscheiden können, wie Sie Ihr Wunschgewicht erreichen oder sich mit Ihrem jetzigen Gewicht wohler fühlen können.

Zum Auftakt wollen wir uns einige der wenigen harten und knappen Wahrheiten ansehen, die sich aus der Diskussion um das Idealgewicht herauskristallisiert haben.

Die erste ist, daß Diäten – im herkömmlichen Sinn von verringerter Nahrungsaufnahme – auf kurze Sicht fast immer Wirkung zeigen, langfristig jedoch nicht. Aus den Dutzenden von Diätplänen, die vermarktet werden, kann man sich getrost einen beliebigen heraussuchen und sich für ein paar Monate daran halten – und man wird abnehmen. Aber das abgespeckte Gewicht, und vielleicht sogar noch mehr, wird sich im Laufe der Zeit wieder einstellen. Buchstäblich jeder, der schon einmal ernsthaft eine Diät gemacht hat, mußte diese Erfahrung machen.

Zum zweiten: Übergewicht birgt zwar sehr wohl ernsthafte Gesundheitsrisiken, aber auch das Abnehmen ist nicht ohne Gefahr – und das Gefährlichste dürfte der Jojo-Effekt nach der Diät sein. Nach wissenschaftlichen Erkenntnissen liegt in einem ständigen Rauf und Runter des Körpergewichts ein großes Gesundheitsrisiko. Eine der Studien zu diesem Thema ergab, daß bei Männern, die innerhalb von zehn Jahren mehr als fünf Kilo abgenommen hatten, die Sterblichkeit gegenüber Männern mit konstantem Körpergewicht deutlich erhöht war. Darüber hinaus hat die wissenschaftliche Beschäftigung mit dem Ernährungsverhalten besonders langlebiger Menschen zwar weder einen Hinweis auf ein bestimmtes Nahrungsmittel, noch auf eine bestimmte Ernährungsweise geliefert. Es konnte aber nachgewiesen werden, daß diese Menschen während ihres gesamten Erwachsenenlebens eindeutig und durchgehend ein gleichbleibendes Gewicht gehalten hatten.

Und nicht zuletzt sollten die seelischen Auswirkungen des Kampfes um das Abnehmen sehr ernsthaft ins Kalkül gezogen werden. Das ist meiner Meinung nach die Lehre, die aus einer bemerkenswerten Studie gezogen werden muß, die in Finnland durchgeführt wurde, wo die Häufigkeit von Herzinfarkten so groß ist wie nirgendwo sonst auf der Welt. An der Untersuchung nahmen 1200 leitende Angestellte teil, die auf Grund von Übergewicht, Bluthochdruck, hohem Cholesterinspiegel oder übermäßigem Zigarettenkonsum ein hohes Infarktrisiko aufwiesen. Es wurde ihnen nun ein strenges Programm von fettarmer Diät, medizinischer Überwachung und Schulung über Risikofaktoren verordnet. In einer zweiten Gruppe von Personen mit ähnlich hohem Risiko wurde jedem freigestellt, sich zu verhalten, wie er wollte. Nach fünf Jahren war die Sterblichkeitsrate bei der streng überwachten Gruppe erstaunlicherweise wesentlich höher. Die einzige mögliche Erklärung liegt wohl darin, daß es für die Betroffenen zu anstrengend und zu ungewohnt war, »gesund« zu leben. Die positiven Effekte einer solchen Lebensweise wurden dadurch völlig zunichte gemacht.

Wie Sie sehen, geht es bei Fragen des Körpergewichts und der Gesundheit um kompliziertere Dinge als einfach weniger Kalorien zu essen oder von Butter auf Margarine umzusteigen. Solange keine krankhafte Fettsucht vorliegt – das ist der Fall, wenn das Gewicht 25 Prozent über dem der Körpergröße entsprechenden Normalgewicht liegt – ist die Frage, was Sie wiegen sollten eine weitaus subjektivere Angelegenheit, als man gemeinhin glaubt. Das Wichtigste ist wohl, daß Sie sich noch als Herrn über Ihren eigenen Körper empfinden. Wenn Sie Ihr Gewicht allerdings als etwas empfinden, das Ihnen so willkommen ist wie ein Beinbruch, dann sollten Sie etwas dagegen unternehmen. Ist man aber, ohne fettleibig zu sein, mit seinen gegenwärtigen Proportionen zufrieden, dann sollte man sich durch anderslautende Ansichten nicht beirren lassen. Kurz gesagt: Vielleicht haben Sie ja schon Ihr Idealgewicht. Wenn nicht, dann möchte Ihnen dieses Buch zeigen, wo das Ziel des idealen Gewichts für Sie anzusetzen ist, wie Sie es ohne Streß und ohne körperliche Qualen erreichen und für die vielen Jahre, die Ihnen noch bevorstehen, halten können.

EIN KURZER BLICK IN DIE »GESCHICHTE DES GEWICHTS«

Lassen Sie uns für einen Moment einen Blick auf die Ereignisse und Umstände werfen, die dazu geführt haben, daß wir uns heute so zwanghaft mit unserem Körpergewicht beschäftigen.

Zur Zeit unserer Urgroßeltern nahmen die Menschen – wenn möglich – ein üppiges, oft warmes Frühstück zu sich. Welch ein Unterschied zu heute, wo sich das Frühstück oft auf einen Schluck Kaffee im Stehen beschränkt!

Allerdings hatten die Menschen damals auch einen zwölf- bis vierzehnstündigen Arbeitstag auf dem Feld oder in der Fabrik vor sich. Zudem hatte man völlig andere Vorstellungen von Gesundheit und Attraktivität. In einer Zeit, in der vor allem bei der armen Bevölkerung abgezehrte und tuberkulöse Gesichter weit verbreitet waren, galt Dicksein als Zeichen von Wohlstand und Gesundheit. Vor hundert Jahren schleppten viele Menschen ein gewaltiges Übergewicht mit sich herum – zumindest nach heutigen Maßstäben.

Aber schon damals gab es auch kritische Stimmen, die allzu reichliches Essen verurteilten und vor der Wirkung auf den Körper warnten. Die »gesunde« Ernährung ist keineswegs eine Erfindung unserer Zeit. Aber bis heute streitet man über Nahrungsmittel, Eßgewohnheiten und Körpergewicht – vielleicht sogar heftiger denn je. Die Auseinandersetzung ist durch einige markante Neuerungen zusätzlich verschärft worden. Mit der Einführung und Verbreitung des Kühlschranks gegen Ende des Ersten Weltkriegs wurden leichtverderbliche Nahrungsmittel wie Butter, Sahne, selbst Speiseeis, jederzeit leicht verfügbar – von neueren Errungenschaften wie Erfrischungsgetränken, schokoladehaltigem Brotaufstrich und fettreicher Tiefkühlkost ganz zu schweigen. Zudem wurde das tägliche Leben zumindest im Hinblick auf anstrengende körperliche Arbeit immer einfacher. Unsere Vorfahren leisteten oft Knochenarbeit, die den Ausgleich zu einem üppigen Frühstück schaffte. Heute tippen wir überwiegend auf Computertasten oder halten den Telefonhörer ans Ohr.

Zu Beginn unseres Jahrhunderts wurde die Energie für die Produktion des gesellschaftlichen Bedarfs an Gütern und Dienstleistungen noch vorwiegend durch die menschliche Arbeitskraft bereitgestellt. Heutzutage spielt die körperliche Arbeit kaum noch eine Rolle. Außerdem können wir uns problemlos aus einer weitgefächerten Auswahl verlockender, aber oft auch sehr schnell dickmachender Nahrungsmittel bedienen. Deshalb gibt es heute mehr Menschen als je zuvor, die medizinisch gesehen als übergewichtig zu gelten haben. Die Schlemmerei hat ein regelrechtes Gebirge von Schuldgefühlen entstehen lassen. Allenthalben häufen sich auch die (oftmals vergeblichen) Bemühungen, das Übergewicht loszuwerden. Wir wissen aus Untersuchungen, daß jedes Jahr Millionen von Menschen eine Schlankheitsdiät anfangen. Um abzunehmen, oder zumindest, um ein weiteres Zunehmen zu verhindern, werden jährlich Unsummen ausgegeben. Dennoch liegt das Durchschnittsgewicht der Bevölkerung in den Industrieländern heute um zweieinhalb bis knapp drei Kilo höher als noch vor zwanzig Jahren, und das Durchschnittsgewicht insgesamt befindet sich im Anstieg.

Wie erklären sich diese widersprüchlichen Sachverhalte? Wieso nimmt jemand trotz gegenteiliger Bemühungen zu, manchmal sogar in einem Maße, daß die Gesundheit gefährdet ist? Warum bleiben 98 Prozent aller Schlankheitskuren erfolglos? Diese Fragen lassen sich nur beantworten, wenn man einige wichtige Vorstellungen über den Körper und die Art und Weise, wie er funktioniert, verstanden hat.

DER KÖRPER IN AYURVEDISCHER SICHT

Ich möchte Ihnen das quantenmechanische Konzept von Körper und Geist vorstellen. Wenn Sie erst den wahren Charakter Ihres Körpers und die wahre Natur Ihres Geistes begriffen haben, wenn Sie Ihren Körper und Ihren Geist sehen und verstehen, wie sie wirklich sind, dann wird allein schon dieses Wissen Ihre Einstellung zum Körpergewicht dramatisch verändern. Dieses Wissen kann in der Tat Ihre gesamte Lebenseinstellung tiefgreifend beeinflussen.

Unsere gängigen Vorstellungen vom Körper beruhen in Wirklichkeit auf einer Art Kinderglauben, oder genauer, auf einer Einstellung, die gelegentlich irreführend als »Positivismus« bezeichnet wird.

Ich meine damit die naive Vorstellung, daß alles in Wirklichkeit auch so sein muß, wie es sich dem Auge des

Betrachters darbietet. Natürlich muß sich jeder von uns bei der Bewältigung des Alltags bis zu einem gewissen Grad »positivistisch« verhalten. In einem sehr grundsätzlichen Sinn jedoch entgeht uns bei dieser Einstellung vieles, was wir inzwischen über die wahre Beschaffenheit der Wirklichkeit entdeckt haben. Einiges davon ist ziemlich offensichtlich: Die Erde sieht flach aus, aber wir wissen, daß sie rund ist; wir glauben, daß der Boden unter unseren Füßen etwas absolut Feststehendes sei, und doch wissen wir, daß er mit schwindelerregender Geschwindigkeit rotiert und dabei in jeder Stunde Tausende von Kilometern durch das Weltall saust. Es gibt noch andere, weniger augenfällige Beispiele für die Beschränktheit dieses Positivismus, aber der springende Punkt bleibt unverändert der gleiche: Wir können uns nicht wirklich auf unsere Sinne verlassen.

Unsere sinnliche Wahrnehmung sagt uns zwar, daß der menschliche Körper ein massives, festgefügtes, anatomisches Gebilde ist, mit klaren Bezügen zu Raum und Zeit, aber die Wirklichkeit ist doch eine andere. In Wahrheit ist unser Körper ein Strom von Intelligenz, Information und Energie, der sich in jeder Sekunde seiner Existenz unablässig erneuert. Genauso wenig, wie man zweimal in den gleichen Fluß steigen kann, kann man auch nur für den Bruchteil einer Sekunde das gleiche Fleisch und Blut bewohnen. In jedem Augenblick erschafft man sich in einem wörtlich zu nehmenden Sinn einen neuen Körper.

Man wechselt seinen Körper müheloser, spontaner und schneller als die Kleider. Der Körper, mit dem Sie jetzt, in diesem Moment, diese Zeilen lesen, ist nicht der gleiche, wie jener, mit dem Sie vor einigen Minuten damit begonnen haben.

Dieses Buch gründet sich auf die traditionelle indische Heilkunst, auf Ayurveda (dieses Wort aus dem Sanskrit bedeutet »Wissenschaft vom Leben«). Im Ayurveda wird der menschliche Körper als eine Wechselwirkung zwischen Energie und Information innerhalb eines größeren Energie- und Informationsfeldes verstanden. Er ist nicht so sehr ein Gegenstand, als vielmehr ein *Prozeß*. Wir werden uns deshalb nicht mit den einzelnen Teilchen beschäftigen, aus denen der Körper aufgebaut ist, sondern uns darauf konzentrieren, wie jene Prozesse ablaufen – ihr Wechsel, ihre Veränderung und ihr Fließen –, die die Körperlichkeit ausmachen. Für unser Thema interessieren natürlich besonders solche Funktionen wie Essen, Atmen, Verdauen, der Stoffwechsel, die Ausscheidung und schließlich eine ganz grundsätzliche Körperfunktion, nämlich der Strom des Bewußtseins, der allem anderen zugrunde liegt.

Ein Beispiel dafür ist die Atmung. Mit jedem Atemzug atmen Sie 10^{22} Atome des Universums ein. Diese astronomische Zahl von Teilchen tritt als Rohmaterial aus der Umwelt in den Körper ein und wird ein Bestandteil der Zellen Ihres Herzens, der Knochen, der Nieren, Ihrer Leber. Beim Ausatmen wird dann aus allen Teilen des Körpers die gleiche Anzahl von Teilchen wieder abgegeben. Man atmet buchstäblich Teile seines Herzens und der Nieren wieder aus.

Strenggenommen teilen wir also in jedem Moment unsere Organe mit anderen Menschen – und nicht nur mit unseren lebenden Zeitgenossen, sondern mit jedem Menschen, der je gelebt hat. Durch mathematische Auswertung der Verteilung von radioaktiven Teilchen kann absolut zweifelsfrei nachgewiesen werden, daß Ihr Körper in diesem Augenblick eine Million Atome beherbergt, die früher einmal Bestandteile des Körpers von Jesus, Buddha, Dschingis Khan, Leonardo da Vinci oder Michelangelo gewesen sind. Allein in der letzten Woche ist eine

Quadrillion Atome – das ist eine Eins mit sechzehn Nullen – durch Ihren Körper gewandert, die vorher durch den Organismus eines jeden lebendigen Wesens auf diesem Planeten gezogen sind.

In weniger als einem Jahr werden 98 Prozent aller Atome Ihres Körpers durch neue ersetzt. Das gilt sogar für die DNA-Moleküle des Erbgutes, in denen Millionen von Jahren evolutionärer Entwicklung festgeschrieben sind. Der Rohstoff Ihrer DNA-Spiralen – der Kohlenstoff, der Wasserstoff, der Stickstoff und der Sauerstoff – kommt und geht wie ein Schwarm Zugvögel alle sechs Wochen.

Alles in allem wechseln Sie Ihren Körper buchstäblich so mühelos wie ein Kleidungsstück, wobei jeder Lidschlag vom Kommen und Gehen einer schier unendlichen Zahl von Atomen begleitet ist. Der amerikanische Dichter Walt Whitman schrieb: »Jedes Atom, das dir gehört, gehört auch mir.« Vielleicht wollte er seine Aussage in übertragenem Sinn verstanden wissen, aber sie ist, wörtlich genommen, wahr.

DER KÖRPER, WIE ER WIRKLICH IST

Auch wenn Ihnen das, was Sie bisher gelesen haben, schon bemerkenswert erscheint: Es ist in Wirklichkeit nur der Anfang. Was sind denn nun diese Teilchen, die so unablässig in den Körper hinein- und wieder herausströmen, *wirklich*?

Nehmen wir an, wir fragten einen Physiker: »Was ist die grundsätzliche Beschaffenheit der kleinsten Bestandteile der Materie, aus der das Fleisch und die Knochen unseres Körpers aufgebaut sind?« Wir würden erfahren, daß das Atom seinerseits wieder aus Teilchen aufgebaut ist, wobei diese Teilchen aber keine gegenständlichen Objekte sind. Eine derartige Vorstellung ist wiederum ein Kinderglaube. Die Teilchen sind vielmehr zufällige Wechselwirkungen von Energie und Information in einem ansonsten strukturlosen Zustand von Energie und Information. Das eigentliche Grundmaterial des Körpers erweist sich somit wiederum als etwas *Immaterielles*.

Wenn es möglich wäre, den Körper so zu sehen, wie er in Wirklichkeit ist, dann sähe man eine gewaltige Leere mit ein paar locker verteilten Pünktchen und Fleckchen und einigen zufälligen elektrischen Entladungen. 99,999996 Prozent des Körpers sind so gut wie völlig leerer Raum. Und wenn man die restlichen 0,000004 Prozent des Körpers, die nun wirklich etwas Festes zu sein scheinen, richtig versteht, dann ist jedes Bißchen davon, materiell betrachtet, wiederum nur leerer Raum. Gleichzeitig aber ist diese Leere der Träger von *Intelligenz*. Unser Körper ist eine Vergegenständlichung des Immateriellen, das durch seine intelligenten Eigenschaften – durch Information – ordnet, strukturiert und Prioritäten schafft. Und diese Intelligenz des inneren Raumes ist ein Teil eben jenes Kontinuums, das aus dem Universum herüberreicht.

Ob die Natur eine Milchstraße, einen Regenwald oder einen menschlichen Körper entstehen läßt, ihr Wirken entfaltet sich immer an dem gleichen Ort, an dem auch die Entstehung eines Gedankens sich vollzieht. Dieser Ansatz ist grundlegend für dieses Buch, in dem ich zeigen möchte, daß die Schwingungen unseres Bewußtseins, die wir Gedanken und Gefühle nennen, in Wirklichkeit ein Widerschein jener darunterliegenden Intelligenz sind, die dem Körper-Geist-System Gestalt verleiht. Indem man lernt, das Wesen dieser Intelligenz zu begreifen, und zuläßt, daß sie sich in dynamischer Form äußert, wird es möglich, den Körper in seinen Idealzustand zu versetzen.

In Wahrheit nämlich wartet in Ihnen ein freudvoller, gesunder und vollkommener Körper nur darauf, daß er sich entfalten darf.

STOFFWECHSEL UND SELBSTBESTIMMUNG

Der Stoffwechsel des Körpers regelt den Verbrauch und die Umwandlung der Nahrung in Energie und vollzieht sich unter Einflüssen, die wir sowohl dem *Makro-* wie auch dem *Mikro*-Bereich zurechnen müssen. Der umfassendere, der Makro-Einfluß ist eben jene bereits erwähnte tiefgründige lebenspendende Intelligenz, die das gesamte Universum durchzieht. Gleichzeitig wird unser Stoffwechselgeschehen unentwegt von unseren Gefühlen, Empfindungen, Wünschen und Gedankenabläufen beeinflußt und verändert, und das möchte ich den Mikro-Einfluß nennen. Es gibt Gefühle, die unseren Stoffwechsel beschleunigen, während ihn andere verlangsamen. Manche Empfindungen führen zu einer starken Erhöhung der Magensäureproduktion, andere wiederum haben den gegenteiligen Effekt. Was auch immer in diesem Netzwerk der Intelligenz geschieht, es findet fortwährend seinen Ausdruck in diesen vielfältigen Stoffwechselprozessen.

Um nun Ihr persönliches Denken und Fühlen, wie auch die umfassende universale Intelligenz, auf die Vervollkommnung Ihrer Gesundheit auszurichten, möchte ich Ihnen eine Haltung nahelegen, die im Ayurveda als »Selbstbestimmtheit« bezeichnet wird. In unserer Gesellschaft ist Selbstbestimmung leider nicht die Regel. Es bedeutet, den Blick auf sich selbst und das eigene innere Wertesystem zu richten, um die eigenen Gedanken und Verhaltensweisen dem eigenen Einfluß zu unterstellen. Das Gegenstück zu dieser Selbstbestimmtheit ist die

»Fremdbestimmtheit« als eine Reaktion auf von *außen* kommende Leitlinien des Verhaltens.

Selbstbestimmtheit stellt sich ein, wenn man die Wahrnehmung auf die aus dem Innern aufsteigenden Signale lenkt. Diese inneren Signale sind Botschaften des Behagens oder des Unbehagens, die unser Organismus aussendet, um uns zur vollkommenen Gesundheit hinzulenken. Wie man sieht, braucht die Natur in ihrer unendlichen Weisheit nur zwei Signale: Behagen und Unbehagen. Wenn Sie sich rundum behaglich fühlen – körperlich, emotional und geistig – dann sind Sie auf dem richtigen Weg. Ich nenne dies den »Zustand des spontan richtigen Verhaltens«, denn in diesem Zustand hat Ihr Körper-Geist auf jede Situation sofort die richtige Reaktion parat. Im Zustand des spontan richtigen Verhaltens fliegt Ihnen die absolut richtige Reaktion auf jedes Ereignis Ihres Lebens mühelos zu. Das ist ein Werk der Weisheit der Natur, die nicht nur unseren physischen Organismus, sondern das gesamte Universum mit dieser innewohnenden Intelligenz durchzogen hat.

Um sich an diesen Strom der inneren Intelligenz anzukoppeln, müssen Sie sich lediglich dem Prozeß der Wahrnehmung öffnen. Wir wollen also gleich mit einer konkreten Verhaltensregel beginnen, die als Vorgabe für die Ankoppelung der Wahrnehmung an die innere Intelligenz Ihres Körpers dienen soll. Diese Anweisung wird Ihnen dabei helfen, mehr über Ihr Nahrungsbedürfnis und Ihre Eßgewohnheiten zu erfahren.

ALLER ANFANG IST LEICHT

Diese Verhaltensregel ist unkompliziert und mit einem einzigen Satz auszudrücken:

Essen Sie, wenn Sie hungrig sind – und wenn Sie nicht hungrig sind, dann essen Sie eben nicht.

Für die Dauer von zwei Wochen sollten Sie sich so genau wie möglich an diese Anweisung halten.

Es scheint auf der Hand zu liegen, daß ein solches Verhalten vernünftig ist. Tatsächlich essen aber die meisten Menschen unabhängig von ihrem Hungergefühl. Sie essen aus Gewohnheit, wegen gesellschaftlicher Gepflogenheiten oder wegen Arbeits- und Beziehungsstresses. Sie essen, mit anderen Worten, aus Fremdbestimmtheit. Diese Menschen brauchen zur Steuerung ihres eigenen Verhaltens, ob es sich nun um das Schlafen, Essen oder Arbeiten handelt, einen äußeren Auslöser. Falls Sie sich hierin wiederfinden – wir werden das ändern.

Zur Erinnerung: Hungergefühl ist nichts anderes als ein Signal des Körpers, mit dem er uns sagt, daß er zu essen wünscht, und daß der Stoffwechsel zur Verdauung der entsprechenden Nahrung bereit ist. Wo der Hunger fehlt, ist auch keine Nahrungsaufnahme nötig, und der Stoffwechsel ist auf Nahrung nicht vorbereitet.

Ich möchte das, worauf ich hinaus will, an einem kleinen Beispiel erläutern. Wenn Sie beim Autofahren bemerken, daß Ihnen das Benzin ausgeht, und Sie kommen gerade an einer Tankstelle vorbei, dann ist es doch vernünftig, dort vorzufahren und vollzutanken. Aber nehmen wir an, Sie kämen dort vorbei, und beim Blick auf die Kraftstoffanzeige sehen Sie, daß der Tank noch ziemlich voll ist. Wenn Sie jetzt *trotzdem* vorfahren und versuchen würden, Benzin in den Tank zu füllen, dann wäre das nicht besonders sinnvoll. Ihr Wagen hätte wenig davon, und bald hätten Sie mit dem Benzin eine ziemliche Schweinerei veranstaltet. Und was das Betrüblichste wäre: Sie selbst würden ja wissen, daß Sie sich damit keinen Dienst erwiesen haben. Es ist aber genau das, was geschieht, wenn Sie essen, ohne Hunger zu haben.

Natürlich gewährt das Essen mehr Befriedigung, und es sind dabei auch wesentlich mehr Gefühle im Spiel als beim Tanken. Wenn Sie einsam sind, kann essen einen Freund ersetzen. In einer Situation, in der ansonsten alles aus dem Leim geht, können Sie sich das Gefühl geben, noch alles im Griff zu haben, wenn Sie sich etwas zu essen machen. In einen Laden zu gehen und Lebensmittel einzukaufen versetzt manche Menschen in eine Hochstimmung, die das Gefühl einer schmerzlichen Leere betäubt.

Da es keineswegs so einfach ist festzustellen, ob man wirklich hungrig ist, habe ich eine Methode entwickelt, mit der Sie bestimmen können, wie stark Ihr aktuelles Hungergefühl wirklich ist, und wie Sie darauf reagieren sollten.

Diese *Sättigungsskala* wird es Ihnen erleichtern, im Einklang mit Ihrem Hungergefühl zu essen. Im Unterschied zu einem Benzintank darf ein Magen nicht vollständig gefüllt werden, denn er braucht noch etwas Raum, um richtig verdauen zu können. Ein bis zum Rand vollgestopfter Magen verursacht Unbehagen, Völlegefühl, Trägheit und unvollständige Verdauung. Wer seinen Magen überfüllt, fördert die Entstehung von Stoffwechselgiften im Organismus, und am Ende steht die Fettleibigkeit.

Lassen Sie uns nun einmal die verschiedenen Stufen der Sättigungsskala und ihre Bedeutung im einzelnen betrachten.

Stufe 0 bis 1: Die Verdauung hat einen Punkt erreicht, an dem Sie in Ihrem Magen von der vorangegangenen Mahlzeit nichts mehr spüren. Ein Gefühl der Leere macht sich breit, und Sie haben Hunger. Wenn dieser Punkt erreicht ist, sollten Sie immer etwas essen. Sie sind zwar nicht gerade dabei, zu verhungern, aber das Eßbedürfnis ist deutlich und echt und sollte befriedigt werden.

Stufe 2, 3 und 4: Auf diesen Empfindungsstufen befinden Sie sich, während Sie mit Wohlbehagen essen, oder nach der Mahlzeit, wenn die Nahrung in aller Ruhe verdaut wird. Mit etwas Konzentration können Sie deutlich spüren, daß Sie etwas im Magen haben. In dieser Phase fehlt das Hungergefühl völlig.

Stufe 5: Sie fühlen sich so gut wie gesättigt.

Stufe 6: Das ist die Stufe des größten Wohlgefühls. Jetzt sollten Sie die Mahlzeit beenden.

Stufen 7 und 8: Der Magen ist unangenehm voll.

Stufe V (Völlegefühl): Sie bringen keinen Bissen mehr herunter. Schon beim Gedanken an Essen wird Ihnen übel. Ihr Magen ist vollgestopft, als hätten Sie ganz allein eine Weihnachtsgans vertilgt. Ein solches Völlegefühl sollte selbstredend vermieden werden.

Stufe L (Leere): Der Magen ist unangenehm leer, und das Gefühl von Heißhunger kommt auf. Wie das Völlegefühl bedeutet auch diese Leere, daß sie vom behaglichen Pfad der Selbstbezogenheit abgewichen sind. Man sollte es nicht soweit kommen lassen, und unbedingt schon vorher etwas essen.

SÄTTIGUNGSSKALA

Wie man die Skala benutzt:

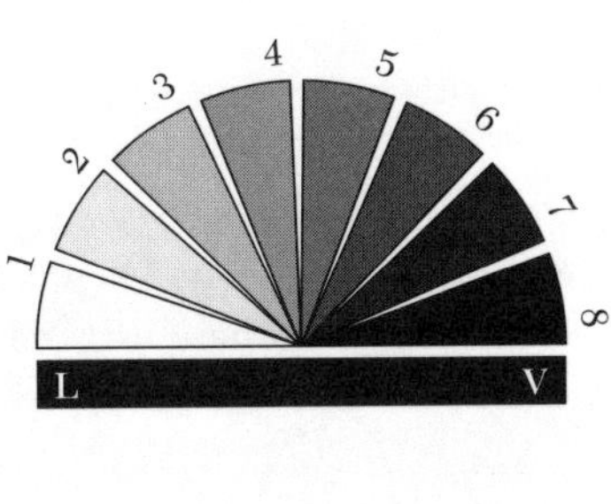

Konzentrieren Sie sich immer, wenn Sie etwas essen wollen, auf Ihren Magen, indem Sie die Hand darauf legen.

Bestimmen Sie nun die Stärke Ihres Hungergefühls nach der folgenden Skala:

Stufe 0 – 1:	Der Magen ist vollkommen leer. Von der vorangegangenen Mahlzeit ist nichts mehr zu spüren. Hunger macht sich bemerkbar. Sie sollten jetzt essen.
Stufe 2, 3, 4:	Das ist Ihr Befinden, während Sie gemütlich essen, oder wenn Sie die Mahlzeit in aller Ruhe verdauen. Auf diesen Stufen fehlt jegliches Hungergefühl.
Stufe 5:	Während Sie essen, setzt nach und nach die Sättigung ein.
Stufe 6:	Das ist die Stufe des größten Wohlgefühls. Man fühlt sich angenehm gesättigt, ist weder hungrig noch vollgestopft. Die Mahlzeit sollte an diesem Punkt beendet werden.
Stufe 7, 8:	Sie haben die Schwelle des Angenehmen überschritten. Nach der Mahlzeit fühlen Sie sich unbehaglich, träge und müde. Ihre Taille spannt.
Stufe V:	Sie bringen keinen Bissen mehr herunter. Ihr Magen ist zum Platzen vollgestopft.
Stufe L:	Der Magen ist unangenehm leer. Sie haben Heißhunger. Es ist wichtig, daß man ißt, bevor dieser Zustand eintritt.

In den nächsten beiden Wochen sollten Sie nur dann essen, wenn Sie sich auf den Stufen 0 – 1 befinden. Das kann für Sie bedeuten, daß Sie zu sehr ungewöhnlichen Zeiten essen müssen, oder vielleicht auch über einen längeren Zeitraum überhaupt nicht. Man sollte die Sache jedoch nicht übertreiben. Mit dem Eintritt von Stufe 6 sollte man allerdings immer aufhören zu essen.

Tragen Sie während dieser zwei Wochen jedesmal, wenn Sie etwas essen, in die Liste auf der folgenden Seite, den Hunger-Tagesbericht, die Tageszeit und die Zahl für die entsprechende Hungerstufe ein. Das gilt auch für Zwischenmahlzeiten.

Mit einiger Übung werden Sie bald den Grad Ihrer Sättigung jederzeit bestimmen können. Legen Sie im Lauf des Tages immer wieder einmal die Hand auf den Magen, um das Bewußtsein auf diesen Bereich Ihres Körpers zu lenken. So verschaffen Sie sich etwas, was ich »den Gewinn der bewußten Wahrnehmung« nennen möchte, der auch auf allen anderen Gebieten Ihres Lebens von Bedeutung ist.

Wenn Sie die Stärke Ihres jeweiligen Hungergefühls bewertet haben, sollten Sie sich daran erinnern, daß der Ayurveda dazu rät, den Magen immer nur zu drei Viertel zu füllen, und nicht darüber. Das entspricht natürlich der Stufe sechs in der Sättigungsskala. An diesem Punkt weiterzuessen, geht auf Kosten des Wohlbefindens, entweder sofort oder ein bis zwei Stunden nach der Mahlzeit.

Wenn Sie sich nach dem Essen schwerfällig, schläfrig und träge fühlen, haben Sie wohl wieder einmal zu viel gegessen, aber beim nächsten Mal können Sie das ja ändern. Schuldgefühle sind unangebracht. Fehler gehören zum Lernprozeß.

Während Sie nun versuchen, nur dann zu essen, wenn Sie hungrig sind, werden Sie – wie gesagt – gelegentlich

HUNGER-TAGESBERICHT

	Mo	Di	Mi	Do	Fr	Sa	So
Wann gegessen:							
Hungerstufe vorher:							
und nachher:							
Wann gegessen:							
Hungerstufe vorher:							
und nachher:							
Wann gegessen:							
Hungerstufe vorher:							
und nachher:							
Wann gegessen:							
Hungerstufe vorher:							
und nachher:							
Wann gegessen:							
Hungerstufe vorher:							
und nachher:							
Wann gegessen:							
Hungerstufe vorher:							
und nachher:							
Wann gegessen:							
Hungerstufe vorher:							
und nachher:							

zu sehr ungewöhnlichen Tageszeiten am Tisch sitzen. Manchmal werden Sie so gut wie gar nichts zu sich nehmen, vielleicht sogar über einen Zeitraum von 24 Stunden oder noch länger. Das liegt daran, daß sich Ihre biologischen Rhythmen wieder normalisieren. Falls Sie nichts essen, sollte der Grund dafür nicht irgendeine Diät sein, sondern einfach die Tatsache, daß Sie nicht hungrig sind. *Wenn* Sie aber hungrig sind – also bei einem Skalenwert von null oder eins – dann essen Sie! Versuchen Sie nicht dagegen anzugehen. In den ersten beiden Wochen unseres Programms sollten Sie allerdings, egal wie früh oder spät es ist, wirklich nur dann etwas essen, wenn Sie auf Stufe null oder eins sind. Sie befinden sich mit Sicherheit auf dieser Stufe, wenn in Ihrem Magen von der vorangegangenen Mahlzeit nichts mehr zu spüren ist und Sie deutlich merken, wie der Hunger bohrt. Wenn Sie sich zwei Wochen lang an dieses Verfahren halten, haben Sie sich genügend Zeit gegeben, um die inneren Signale Ihres Körpers nicht mehr ungehört verhallen zu lassen. Über längere Zeit sollte man dieses Verfahren jedoch nicht anwenden. Nachdem die erste Korrektur der inneren Intelligenz des Körpers stattgefunden hat, ist es besser, die genaue Einstellung der biologischen Uhr des Körpers dadurch vorzunehmen, daß die Hauptmahlzeit jeden Tag um die gleiche Zeit eingenommen wird. Bei den meisten Menschen pendelt sich die richtige Essenszeit innerhalb von etwa vierzehn Tagen ganz von selbst ein: Um die Mittagszeit meldet sich der Hunger, besonders dann, wenn man nur wenig gefrühstückt hat.

Im Idealfall wird es Ihnen zur lebenslangen Gewohnheit werden, Ihre Mahlzeiten zu beenden, sobald Sie Stufe sechs erreicht haben. Das ist kein Diätprogramm. Es bedeutet lediglich, daß man die Signale des Körpers beachtet und die Stufe der größten Befriedigung nicht ignoriert. Diätprogramme bedeuteten Verzicht, Anstrengung und Unbehagen. Dies dagegen ist eine Technik, die es gar nicht erst zu Unbehagen kommen läßt.

Am Anfang dieses Kapitels, als wir feststellten, daß sich fast alle Welt Sorgen um das Körpergewicht macht, habe ich darauf hingewiesen, daß der Anlaß für diese Besorgnis individuell verschieden ist. Unter Benutzung des bereits erwähnten Begriffspaares Selbstbestimmtheit – Fremdbestimmtheit wollen wir nun diesen Sorgen auf den Grund gehen. Ich möchte in diesem Zusammenhang noch einmal auf das bedeutungsvolle Wort im Titel dieses Buches hinweisen: »Endlich das *ideale* Gewicht«. Dieser Ausdruck kann sowohl im Sinne von Fremd-, wie auch von Selbstbestimmtheit gedeutet werden. Es ist wichtig zu verstehen, worin der Unterschied liegt, und zu wissen, welche der beiden Möglichkeiten als Triebkraft hinter dem eigenen Verhalten steht.

Ein gutes Beispiel für das fremdbestimmte Verständnis des idealen Gewichts sind die Gewichtstabellen der Lebensversicherungen, in denen das Gewicht angegeben ist, das der jeweiligen Körpergröße entspricht. Ähnliche Tabellen findet man oft an öffentlichen Personenwaagen und in Zeitschriftartikeln über Diäten. Der Zweck solcher Tabellen ist es, Gesundheit und ein langes Leben als Folge des richtigen Körpergewichts zu verheißen. Ob sie dieser Funktion wirklich gerecht werden, ist eine andere Frage, die den Rahmen dieses Buches sprengt. Eines ist jedoch gewiß: Die Tabellen bringen viele Menschen zu dem Schluß, sie seien zu dick, und machen sie auf diese Weise unglücklich.

Andere fremdbestimmte Vorstellungen von einem Idealgewicht werden vermittelt durch übertrieben schlanke Fotomodelle oder Prominente, durch die Werbung für

Diätprogramme und Trainingsmaschinen und durch all die unzähligen anderen äußeren Einflüsse, denen wir Tag für Tag ausgesetzt sind. Wenn in diesem Buch der Begriff »ideales Gewicht« vorkommt, meine ich diese Vorstellungen gerade *nicht*, und ich hoffe, daß sie für Ihre Ansichten in punkto Körpergewicht und Gesundheit ebenso wenig verbindlich sind.

Die selbstbestimmte Definition des idealen Gewichts stammt von Ihnen selbst, und nicht von einer Lebensversicherung oder einer Werbeagentur. Sie umreißt den Punkt, an dem Sie bei vernünftiger Einschätzung Ihrer Möglichkeiten und Ihrer Ziele am besten aussehen und sich am wohlsten fühlen. Eine solche vernünftige Einschätzung bedeutet nicht, sich vorzunehmen, ein Olympiasportler oder eine weltberühmte Operndiva zu werden. Das kann nur zu Enttäuschung und Fehlschlägen führen. *Ihr ideales Gewicht sollte ein selbstbestimmtes, erstrebenswertes und erreichbares Ziel sein.*

Um Ihre Zielsetzung genauer einzugrenzen, sollten Sie Ihre Antworten auf die folgenden Fragen mit ein paar Sätzen auf einem Blatt Papier notieren, oder sie sich zumindest für eine Weile ernsthaft durch den Kopf gehen lassen. Ich möchte Ihnen empfehlen, diese Liste während der Lektüre dieses Buches von Zeit zu Zeit noch einmal durchzulesen, um zu sehen, ob sich an Ihrer Einstellung etwas geändert hat.

1. Warum will ich abnehmen?
2. Welches Gewicht will ich erreichen?
3. Gibt es dafür noch *andere* Gründe, außer meiner festen Überzeugung, daß ich mich dann körperlich und seelisch am besten fühlen werde? Wenn ja – bei wieviel Kilo würde ich mein Idealgewicht ansetzen, wenn ich diese Gründe außer acht lasse?

4. In welchem Alter hatte ich zuletzt dieses Gewicht?
5. Bin ich auch in Betracht der seit damals eingetretenen unvermeidlichen Veränderungen – Älterwerden, Lebensstil, Verantwortung in Beruf und Familie – immer noch der Meinung, daß meine Antwort auf Frage zwei ein wirklich selbstbestimmtes, erstrebenswertes und erreichbares Ziel darstellt?

Wenn ja, dann ist das Ihr Idealgewicht.

2 DIE AYURVEDISCHEN KONSTITUTIONSTYPEN

Die Menschen reagieren verschieden. Das gilt für alle Dinge des Lebens, und für das Essen genauso. Ein erfolgversprechendes Schlankheitsprogramm sollte also sorgsam auf die individuellen Bedürfnisse zugeschnitten sein. Der Ayurveda lehrt, daß alles, was von gesundheitlichem Belang ist – seien es nun bestimmte Nahrungsmittel oder körperliche Übungen – auf den betreffenden Menschen abgestimmt werden muß.

In der westlichen Schulmedizin ist das jedoch ganz anders. Hier werden die Eigenschaften der verschiedenen Medikamente oft sorgfältiger geprüft als die Besonderheiten der Patienten, denen sie verschrieben werden. Die individuellen körperlich-seelischen Merkmale des Menschen müssen aber bei seiner Behandlung berücksichtigt werden.

Wenn man in Amerika oder Europa einen Arzt zum ersten Mal aufsucht, muß man meist einen Fragebogen zur Krankengeschichte ausfüllen: Gab es irgendwelche Operationen? An welchen Beschwerden leidet man gegenwärtig? usw.

Im Gegensatz dazu ist der Ayurveda an weitaus grundlegenderen Informationen interessiert: Was ist die *wesentliche Natur* dieses Menschen? Worin wurzelt seine körperlich-seelische Verfassung, das heißt, welchen Konstitutionstyp besitzt er? Ein Grundsatz des Ayurveda lautet deshalb: Alles, was der Arzt dem Patienten verschreibt – und alles, was man für sich selbst tut – muß im Hinblick auf die individuelle Veranlagung und die sich daraus ergebenden besonderen Bedürfnisse geschehen.

In diesem Kapitel möchte ich Ihnen die körperlichen Grundlagen aufzeigen, auf welche die unverkennbare Einzigartigkeit der individuellen Reaktionen zurückgeht. Am Ende des Kapitels finden Sie einen Fragebogen, mit dem Sie Ihren ayurvedischen Konstitutionstyp bestimmen können.

Das ist von entscheidender Bedeutung, denn nur, wenn Sie Ihren Konstitutionstyp kennen, sind Sie auch in der Lage, die Verbindung zur inneren Intelligenz Ihres Körpers zu knüpfen, der eigentlichen Quelle all dessen, was das Leben eines Menschen ausmacht. Ob Sie nun auf eine bestimmte Speise, auf das Wetter, einen Liebesbrief oder auf die Kritik Ihres Vorgesetzten reagieren, Ihr Verhalten richtet sich immer nach einem Signal, das nirgendwo anders herkommt als aus Ihnen selbst.

Ein weiterer Unterschied zwischen dem Ayurveda und unserer westlichen Medizin liegt in der großen Mühe, die letztere darauf verwendet, die einzelnen Krankheitsbilder voneinander abzugrenzen. Zwar werden hierbei sehr wichtige Erkenntnisse gewonnen. Es ist von großem Nutzen, wenn man weiß, daß es drei Arten von Gelbsucht gibt und fünf verschiedene Arten von Masern. Aber genauso wichtig ist es, die einzigartigen Eigenschaften eines jeden Menschen zu erkennen, und das ist ein Gebiet, auf dem sich die westliche Medizin nicht besonders hervorgetan hat. In ihrem Wortschatz gibt es noch nicht einmal entsprechende Begriffe, mit denen man menschliche Ähnlichkeiten und Unterschiede auf systematische Weise beschreiben könnte. Im Ayurveda hingegen ist eine solche Terminologie etwas absolut Grundlegendes. Den Konstitutionstyp zu erkennen, gilt hier als der erste Schritt zum Verständnis von Gesundheit und Krankheit.

Ist Ihnen schon einmal aufgefallen, daß an einem kühlen Tag manche Leute in Hut, Schal und Handschuhen herumlaufen, als ob der Winter vor der Tür stehen würde, während andere noch kurzärmelige Hemden tragen? Manche Menschen können mit Würstchen und Pommes frites vom Schnellimbiß im Bauch den ganzen Nachmittag durcharbeiten. Andere dagegen müssen ihre Ernährung wesentlich sorgfältiger gestalten. Eine Tasse Kaffee läßt bei dem einen die Nerven flattern, dem anderen macht sie überhaupt nichts aus. Was ist die Grundlage für all diese Unterschiede?

Sie läßt sich zwar nicht auf dem Röntgenschirm oder im Computertomogramm nachweisen, aber sie ist nichtsdestoweniger eine Realität. Die Unterschiede in Gestalt, Größe, Persönlichkeit und physiologischen Merkmalen machen die biochemische Individualität eines Menschen aus. Der Ayurveda hat all diese Merkmale in ein System von Konstitutionstypen gebracht.

Die biochemische Individualität ist Ausdruck der einmaligen Intelligenzmuster, die in den einzelnen Konstitutionstypen anzutreffen sind. Das ayurvedische Wort für Konstitutionstyp lautet *prakriti.* Das ist ein Begriff aus dem Sanskrit, der wörtlich übersetzt »wesentliche Natur« bedeutet. So gesehen, ist der Körpertyp eine Art Bauplan mit dem Verzeichnis sämtlicher angeborenen Neigungen und Möglichkeiten, der jedem Aspekt unseres körperlich-geistigen Organismus eingeprägt ist.

Wenn Sie Ihren Konstitutionstyp kennenlernen, erhalten Sie nützliche Informationen darüber, wie Sie die innere Intelligenz Ihres Organismus wiedererwecken können. Es ermöglicht Ihnen zu erkennen, welche Nahrungsmittel, Übungen und Medikamente für Sie am besten sind. Diese Dinge sind besondere Botschaften an Ihren Organismus, die er entsprechend seiner körperlich-geistigen Eigenheiten deutet. Aber vergessen Sie nicht, daß die Grenze zwischen Körper und Geist fließend ist – Körper und Geist gehen ineinander über. Zu allem, was sich in Geist und Seele ereignet, gibt es ein entsprechendes Ereignis im Körper. Der Ayurveda kennt drei grundlegende Kräfte, deren Wirkung an der Nahtstelle ansetzt, wo die Gedanken in körperliche Vorgänge umschlagen. Das sind die *doshas* – körperlich-geistige Prinzipien, die den Fluß der Intelligenz in allen Bereichen des Organismus auf quantenmechanischer Ebene regeln.

DIE DREI DOSHAS

Vereinfacht betrachtet machen sich die Doshas etwa folgendermaßen bemerkbar: Wenn Sie zum Beispiel schlank sind und ziemlich unregelmäßige Eßgewohnheiten haben, bekommen Sie vielleicht zu jeder beliebigen Tageszeit plötzlich Hunger. Auch Ihr Schlafverhalten ist ziemlich unvorhersehbar – manchmal schlafen Sie sofort nach dem Zubettgehen für ein paar Stunden ein, aber dann wachen Sie auf und können überhaupt nicht mehr einschlafen. Also stehen Sie lieber auf und essen eine Kleinigkeit. Schon anhand dieser wenigen Informationen könnte ich eindeutig sagen, welches der drei Doshas bei Ihnen vorherrscht.

Wenn Sie mir jedoch erzählen, daß Sie nach der Uhr leben, besonders was die Mahlzeiten betrifft, und daß Sie Heißhunger bekommen, wenn das Essen auch nur eine halbe Stunde auf sich warten läßt, dann würde ich sofort den dominierenden Einfluß eines anderen Doshas erkennen.

Es gibt natürlich auch Menschen, die in ihren persönlichen Gewohnheiten weder besonders regelmäßig, noch besonders unregelmäßig sind – Menschen, die man gemeinhin »ruhige Zeitgenossen« nennt. Bei ihnen herrscht ein drittes Dosha vor.

Man staunt oft darüber, daß ayurvedische Ärzte schon anhand weniger Informationen über die Eß- und Schlafgewohnheiten eines Menschen zu einer tiefen Einsicht in seine biologischen und psychologischen Eigenheiten gelangen können. Das hat aber überhaupt nichts mit Hexerei zu tun. Der Ayurveda (was auf Sanskrit, wie Sie sich erinnern, »die Wissenschaft vom Leben« heißt) ist die älteste systematische Gesundheitslehre der Welt. Er beruht auf dem Wissen um die Einbettung des Menschen in die übrige Schöpfung und entstand lange, bevor dieses Verhältnis so getrübt war, wie es heute ist. Der Ayurveda ist eigentlich die Summe der Weisheit aller Zeiten.

Allerdings ist der Ayurveda nicht die einzige traditionelle Lehre, die bestimmte physiologische Kategorien kennt. In der Antike entstand das System der »Temperamentstypen«, das bis weit ins europäische Mittelalter hinein wirkte. Danach wurden das Temperament und der Charakter eines Menschen – ebenso wie seine körperlichen Eigenheiten – anhand der individuellen Mischung von vier »Körpersäften« (griechisch: »humores«) erklärt, die aus den Elementen Erde, Wasser, Luft und Feuer abgeleitet waren. Hamlet zum Beispiel trägt in Shakespeares Drama traditionsgemäß immer schwarze Kleidung. Für das Publikum des siebzehnten Jahrhunderts drückte sich in dieser Farbe ein Überschuß des erdbezogenen Körpersaftes aus, der schwarzen Galle, die für eine melancholische Veranlagung verantwortlich ist. Wie wir noch sehen werden, besteht hier eine offenkundige Verwandtschaft mit der ayurvedischen Ausdrucksweise.

Die westliche Schulmedizin bewegt sich in einem Bezugsrahmen, der für jede Art von traditioneller »Volksmedizin« alles andere als offen ist. Doch auch hier haben erfahrene Ärzte intuitiv gewisse körperliche und psychische Merkmale erkannt, an denen sich die Veranlagung bestimmter Individuen für bestimmte Krankheiten wie Herzinfarkt oder Krebs ablesen läßt. Paul Dudley White beispielsweise – er war der Leibarzt des amerikanischen Präsidenten Dwight D. Eisenhower – machte die Beobachtung, daß großgewachsene, schlanke Menschen selten einen Herzinfarkt bekommen, während kleinere, stämmigere Naturen, besonders solche mit einem breiten Brustkorb, eher davon betroffen sind. Um es kurz zu machen: Kein medizinisches System und kein Arzt hat ein Monopol auf den alleinigen Besitz der Weisheit. Das ayurvedische System jedoch, das die Menschen nach dem Einfluß der drei Doshas einordnet, ist der praktischste und am leichtesten verständliche Ansatz, den ich kenne.

Was unser Thema betrifft, so können wir aus den Anschauungen des Ayurveda ableiten, daß eine Schlankheitskur bei dem einen hervorragend funktionieren kann, bei jemand anderem aber, der in seinem Körper-Geist-System eine andere Grundstruktur aufweist, völlig wirkungslos bleibt. Ihr Konstitutionstyp, dessen spezielle Ausprägung Sie schon von Geburt an mitbekommen haben, ist die natürlichste Richtschnur dafür, wie Sie sich ernähren und körperlich fit halten und wie die Entscheidungen in allen Bereichen Ihres Lebens ausfallen sollten.

Die drei Doshas, aus denen sich die ayurvedischen Konstitutionstypen zusammensetzen, sind *vata*, *pitta* und *kapha*. Sie regeln das Zusammenwirken der zahllosen Vorgänge, die den Organismus ausmachen, wobei jedes Dosha in bestimmter Beziehung zu einzelnen Elementen in der Natur als Ganzer steht. Die Doshas sind buchstäblich überall am Werk – im Wetter, in den Pflanzen und Tieren, und in ganz besonderer Weise in unseren Nahrungsmitteln. Selbst die einzelnen Tages- und Jahreszeiten haben ihre Doshas. Über diese drei Elemente sind Sie als einzelner Mensch in das allumfassende Zusammenspiel des Universums eingebunden. Alles in der Natur ist miteinander vernetzt. So ist auch der große Plan der gesamten Schöpfung auf das Innigste mit dem ganz kleinen Plan verknüpft, als der sich Ihr persönlicher Charakter darstellt. Je besser Sie diese Verknüpfungen begreifen, um so erfüllter wird sich Ihr Leben gestalten.

Jedes der drei Doshas hat bestimmte grundsätzliche und klar umrissene Funktionen:

Das *Vata-Dosha* ist mit der Luft verwandt. Es steuert sämtliche Bewegungsvorgänge des Körpers, wie das Auf und Ab des Stimmklanges, die Bewegungsabläufe von Händen und Füßen, oder die Bewegung des Blutstroms durch das Herz. Vata-Eigenschaften sind Trockenheit, Kühle, Leichtigkeit und vor allem Veränderlichkeit. Im ausgeglichenen Zustand sorgt Vata für das Fließen der Energie, für die Bewegung und das Strömen des Atems. Wenn es aus dem Lot gerät, kann es zu Dehydration, also dem Austrocknen des Körpers, zu einem Kältegefühl und zu Stimmungsschwankungen kommen.

Das *Pitta-Dosha*, verwandt mit dem Feuer, steuert den Stoffwechsel und die Verdauung. Ausgeglichenes Pitta sorgt für angemessene Hunger- und Durstgefühle, einen geregelten Wärmehaushalt des Körpers und für einen scharfen Verstand. Ein Übermaß an Pitta kann dagegen zu Wut, Frustration und, was hier von besonderem Interesse ist, zu unstillbarem Hunger führen.

Das *Kapha-Dosha*, das sich aus Wasser und Erde ableitet, regelt den Aufbau des Körpers bis hinab auf die Ebene der einzelnen Zellen. Kapha verleiht dem Körper durch die Knochen, Muskeln und Sehnen seine Stärke und die physische Gestalt. Aus dem Gleichgewicht geratenes Kapha kann Stauungskrankheiten wie Erkältungen und grippale Infekte zum Durchbruch kommen lassen. Übergewicht ist in erster Linie auf aus dem Lot geratenes Kapha zurückzuführen.

DIE DREI DOSHAS

Ihre Grundfunktionen	Ihre Eigenschaften
Vata	
Regelt die mit den Bewegungen verbundenen Körperfunktionen	Beweglich, schnell, leicht, kalt, fein, rauh, trocken, führt die anderen Doshas an
Pitta	
Regelt die mit dem Wärmehaushalt und dem Stoffwechsel verbundenen Körperfunktionen	Heiß, scharf, leicht säuerlich, leicht fettig
Kapha	
Regelt die Körperfunktionen, die die Körperstruktur und den Flüssigkeitshaushalt betreffen	Schwer, fettig, langsam kalt, beständig, massiv, eintönig

DIE ZEHN KONSTITUTIONSTYPEN

Ein-Dosha-Typen

Vata Pitta Kapha

Zwei-Dosha-Typen

Vata-Pitta	Pitta-Kapha	Vata-Kapha
Pitta-Vata	Kapha-Pitta	Kapha-Vata

Der Drei-Dosha-Typ

Vata-Pitta-Kapha

Ihr persönlicher Konstitutionstyp wird zwar von einem vorherrschenden Dosha oder von der Kombination mehrerer Doshas geprägt, aber dennoch müssen in jeder einzelnen Zelle, die lebensfähig sein soll, alle drei Doshas vorhanden sein. Man braucht das Vata (Bewegung) zur Atmung, für den Blutkreislauf, den Transport der Nahrung durch den Verdauungstrakt und zur Übermittlung der Nervenimpulse zwischen Gehirn und Körper. Man braucht Pitta (Stoffwechsel) zur Verarbeitung von fester Nahrung, Atemluft und Wasser im gesamten Organismus und zur Gewährleistung der geistigen Funktionen. Kapha (Gestalt) schließlich braucht man, um die Zellen zusammenzuhalten und das verbindende Körpergewebe zu bilden.

Die Natur benötigt alle drei Doshas, um den menschlichen Körper aufzubauen und in Gang zu halten. Die Mengenanteile der einzelnen Doshas sind jedoch bei jedem von uns verschieden. Nur ganz wenige Menschen sind ein reiner Vata-, Pitta-, oder Kapha-Typ. Praktisch jeder von uns hat gewisse Anteile aller drei Doshas in sich. Häufig stellt eine Kombination von zwei Doshas den dominierenden Anteil und charakterisiert somit die körperlich-seelische Veranlagung eines Menschen; gelegentlich sind auch alle drei Doshas in gleichen Anteilen vorhanden.

Wenn Sie Ihren Konstitutionstyp kennen, wissen Sie auch, welches Dosha bei Ihnen vorherrscht. Sie können damit Ihre Ernährung, Ihren Ausgleichssport und Ihren Tagesablauf so gestalten, daß Sie Ihr ideales Gewicht halten und Ihre vollkommene Gesundheit unterstützen können – wie es Ihren natürlichen Erbanlagen entspricht. Das ist es, *wer* Sie sind und *was* Sie sind.

In der folgenden Liste sind die typischen Merkmale und Verhaltensweisen für die drei Doshas einmal kurz zusammengestellt.

DER VATA-TYP

MERKMALE DES VATA-TYPS

Leichter, zarter Körperbau
Handelt zügig
Unregelmäßiger Appetit und unregelmäßige Verdauung
Hat einen leichten, unterbrochenen Schlaf, neigt zu Schlaflosigkeit
Begeisterungsfähigkeit, Lebendigkeit, Vorstellungskraft
Ist leicht erregbar, hat Stimmungsumschwankungen
Lernt schnell und vergißt auch schnell
Neigt zu Besorgnis
Neigt zu Verstopfung
Ermüdet rasch, überanstrengt sich häufig
Geistige und körperliche Energie kommt in Schüben

Typische Verhaltensweisen von Vata-Menschen sind:

Zu jeder beliebigen Tag- und Nachtzeit hungrig zu sein
Trubel und ständigen Wechsel zu lieben
Jeden Abend zu einer anderen Zeit zu Bett zu gehen
Mahlzeiten zu überspringen und ganz allgemein unregelmäßig zu leben
An einem Tag eine gute Verdauung, am anderen eine schlechte zu haben
Kurzlebige und schnell wieder vergessene Gefühlsausbrüche zu haben
Mit raschem Schritt zu gehen

Vata-Menschen haben gewöhnlich einen leichten, zarten Körperbau. Sie führen ihre Tätigkeiten zügig aus. Schnelle Bewegungen sind kennzeichnend für sie. Appetit und Verdauung sind vielfach unregelmäßig, der Schlaf ist oft nur leicht und von häufigem Aufwachen unterbrochen. In Streßsituationen wird der Vata-Typ nicht selten von Schlaflosigkeit geplagt. Er ermüdet schnell und neigt dazu, sich zu überanstrengen. Geistige und körperliche Energien fließen bei ihm in Schüben.

Normalerweise sind Vata-Menschen begeisterungsfähig, lebhaft und phantasievoll. Aber ihre Gefühle wechseln rasch. In Streßsituationen schlagen diese positiven Merkmale leicht in Ängstlichkeit um. Neues wird vom Vata-Menschen schnell aufgenommen, aber ebenso schnell ist es wieder vergessen.

Das charakteristische Kennzeichen des Vata-Typs ist die Wechselhaftigkeit. Allgemein gesehen ist der Vata-Typ unberechenbarer und wesentlich weniger festgelegt als Pittas oder Kaphas. Für Vatas ist es deshalb typisch, zu jeder beliebigen Tag- und Nachtzeit Appetit zu bekommen, Trubel und ständigen Wechsel zu lieben, an jedem Tag zu einer anderen Zeit zu Bett zu gehen, Mahlzeiten zu überspringen und überhaupt unregelmäßige Lebensgewohnheiten an den Tag zu legen.

Vata gerät leichter aus dem Gleichgewicht als die anderen Doshas. Damit es nicht dazu kommt, ist es für diesen Typ wichtig, sich stabile und regelmäßige Gewohnheiten anzueignen. Vata regelt die Signale des Nervensystems, und deshalb kann ausgeprägte Impulsivität meist auf ein gestörtes Gleichgewicht dieses Doshas zurückgeführt werden. Wer beispielsweise immer, wenn ihm danach ist, anfängt zu essen, der dürfte einen starken Vata-Anteil in seinem Eßverhalten haben. Das impulsive Eßverhalten des Vata-Typs kommt besonders dann zum Durchbruch, wenn er unter Streß steht oder sich bedroht fühlt. »Ich kann einfach nicht aufhören zu essen«, oder »Ich glaube, mir schmeckt überhaupt nichts mehr«, sind Sätze, die von einem Vata-Typ stammen könnten. Das impulsive Verhalten kann sich auch eine völlig andere Richtung suchen. In extremen Fällen, wenn das Vata-Dosha ernsthaft gestört ist, werden sämtliche aufgenommen Kalorien in nervöse Energie und chaotische Aktivität umgesetzt. Der Stoffwechsel läuft so rapide, daß kein Gramm Fett angesetzt werden kann. Übergewichtigen Menschen mag das erstrebenswert erscheinen, aber es ist absolut nicht gesund. Bei sehr weit fortgeschrittenen Vata-Störungen kann es sogar dazu kommen, daß das eigene Muskelgewebe angegriffen wird.

Was die Ernährung angeht, sollte der Vata-Typ regelmäßige Mahlzeiten einhalten und auf eine abwechslungsreiche und ausgewogene Ernährung achten. Vata-Menschen sollten kalte Speisen und Getränke meiden, weil sie die Ausgewogenheit des Doshas unmittelbar stören. Besser sind gehaltvolle, herzhafte Speisen, die eine beruhigende und wohltuende Wirkung haben, wie Eintöpfe,

Backwaren und warme Nachspeisen. Alles sollte gut durchgegart sein. Obst und rohes Gemüse sollten in einer Vata-ausgleichenden Diät nur sparsam vertreten sein.

DER PITTA-TYP

MERKMALE DES PITTA-TYPS

Mittlere Statur
Mittlere Stärke und durchschnittliche Ausdauer
Starker Hunger und Durst, heftige Verdauung
Neigt zu Wutausbrüchen, unter Streß leicht reizbar
Rosiger Teint, oft mit Sommersprossen
Verträgt schlecht Sonne und Hitze
Unternehmungslustiger Charakter, liebt Herausforderungen
Scharfer Verstand
Präzise und klare Ausdrucksweise
Kann keine Mahlzeit überspringen,
Blondes, hellbraunes oder rötliches Haar (oder Haarfarbe mit rötlichen Beimischungen)

Typische Verhaltensweisen von Pitta-Menschen sind:

Heißhunger zu haben, wenn sich die Mahlzeit auch nur um eine halbe Stunde verzögert
Nach der Uhr zu leben, Zeitverschwendung zu hassen
Nachts verschwitzt und durstig aufzuwachen
Das Kommando in einer Situation zu übernehmen oder das Gefühl zu haben, das tun zu müssen
Die Erfahrung zu machen, daß er auf andere manchmal zu anspruchsvoll, spöttisch oder kritisch wirkt
Einen festen, zielstrebigen Gang zu haben

Der Pitta-Typ ist gewöhnlich von mittlerer Statur und hat durchschnittlich ausgebildete Körperkräfte und eine ebensolche Ausdauer. Pittas sind meist eher helle Typen mit rosiger, vielfach sommersprossiger Haut. Oft haben sie eine ausgesprochene Abneigung gegen pralle Sonne und heißes Wetter. Hunger und Durst empfinden sie sehr heftig. Die Verdauung funktioniert bei ihnen besonders gut. Einmal eine Mahlzeit auszulassen, ist ihnen ein Greuel.

Pitta-Menschen werden in Streßsituationen leicht wütend, aber es sind unternehmungslustige Naturen, die Herausforderungen lieben. Sie haben einen scharfen Verstand und pflegen sich präzise und klar auszudrücken. *Das wesentliche Merkmal des Pitta-Typs ist die Intensität.* Menschen mit flammend rotem Haar und strahlendem Teint haben allemal einen beträchtlichen Pitta-Anteil, und das gilt auch für alle, die besonders ehrgeizig, scharfsinnig, unverblümt, kühn, konfliktbereit oder eifersüchtig sind.

Ausgeglichene Pitta-Menschen sind warmherzig, gefühlsintensiv, und sie können sehr liebevoll sein. Weitere Merkmale sind ihr Heißhunger, wenn das Essen auch nur eine halbe Stunde später als sonst serviert wird, ein Leben nach der (in der Regel sehr teuren) Uhr, und ihre Abneigung gegen Zeitvergeudung. Ferner ist es für Pittas typisch, mitten in der Nacht überhitzt und durstig aufzuwachen, bereitwillig den Leithammel zu machen, oder doch zumindest zu glauben, sie sollten es tun, und mit festem Schritt zu gehen. Ein Pitta muß öfter feststellen, daß sich andere durch ihn überfordert fühlen und daß er gelegentlich für zu sarkastisch und zu kritisch gehalten wird.

Da der Pitta-Typ glaubt, daß sein robuster Magen mit allem fertig wird, neigt er dazu, sich vollzustopfen. Wenn er wieder einmal zuviel gegessen und auf diese Weise sein vorherrschendes Dosha aus dem Gleichgewicht gebracht hat, bekommt er leicht Bauchschmerzen, Sodbrennen und sogar Magengeschwüre. Pitta-Menschen sollten deshalb mit Maßen essen und ihre ausgezeichnete Verdauung nicht überfordern. Wenn sie wütend oder aufgewühlt sind, setzen sie sich besser nicht an den Tisch. Sie sollten ihre Mahlzeiten in einer angenehmen Umgebung einnehmen, die auch die entsprechende Stimmung vermittelt. Mahlzeiten im Freien, inmitten der Schönheiten der Natur, sind für den Pitta-Typ besonders zuträglich. Im Gegensatz zum Vata-Menschen verträgt er kalte Getränke und Salate ausgezeichnet, weniger gut dagegen pikante und sehr scharf gewürzte Speisen. Fleisch sollte im Ernährungsplan eines Pitta-Menschen eine untergeordnete Rolle spielen. Eine vegetarische Ernährungsweise mit frischen, unbehandelten Lebensmitteln bekommt ihm sehr gut.

Jede der Eigenschaften eines Doshas hat positive und negative Züge – positive, wenn das Dosha im Gleichgewicht ist, und negative, wenn das nicht der Fall ist. Wegen ihrer Selbstdisziplin fällt es Pitta-Menschen ziemlich leicht, ein paar Pfund abzuspecken.

Die gleiche Eigenschaft läßt sie auch Trainingsprogramme durchziehen, die ihnen ein persönliches Ziel vorgeben, dem es gerecht zu werden gilt. Wenn das Pitta-Dosha jedoch aus der Balance gerät, kann sich ein mächtiger Drang zur Selbstzerstörung entwickeln. Oft kommen Alkoholmißbrauch, chronische Freßsucht und krankhafte Eßstörungen zum Durchbruch, wenn sich die für Pittas charakteristische Wut in Form von Schuldgefühlen nach innen entlädt. Dennoch wird eine Pitta-Persönlichkeit alles tun, um diesen inneren Aufruhr vor den Augen der Mitmenschen zu verbergen. Eßstörungen, wie zum Beispiel krankhafte Magersucht, kann man häufig bei Frauen beobachten, die ihr Leben bei oberflächlicher Betrachtung völlig im Griff zu haben scheinen.

DER KAPHA-TYP

MERKMALE DES KAPHA-TYPS

Solider und kräftiger Körperbau, große Körperkraft und Ausdauer
Gleichmäßige Energie, gemessene und anmutige Bewegungen
Kühle, glatte, fleischige, blasse und oftmals fettige Haut
Langsame Auffassungsgabe, aber gutes Erinnerungsvermögen
Tiefer, langer Schlaf
Hang zur Körperfülle
Gemächliche Verdauung, mäßiger Appetit
Warmherzigkeit, Toleranz, Nachsichtigkeit
Hang zum Besitzergreifen und zur Selbstzufriedenheit

Typische Verhaltensweisen von Kapha-Menschen sind:

Sich Entscheidungen lange durch den Kopf gehen zu lassen
Langsam aufzuwachen, noch lange im Bett liegenzubleiben, dann erst einen Kaffee zu trinken
Mit dem gegenwärtigen Zustand zufrieden zu sein; zu versuchen, ihn durch Interessenausgleich zu erhalten
Die Gefühle anderer Menschen zu respektieren und eine echte Verbundenheit für sie zu empfinden
Trost im Essen zu suchen

Anmutige Bewegungen und wäßrige Augen zu haben
Selbst bei Übergewicht noch geschmeidig zu gehen

Kapha-Menschen haben einen soliden Körperbau, große Körperkraft und beträchtliche Ausdauer. Sie bewegen sich gemessen und anmutig. Ihre Haut ist kühl, glatt und blaß, ihre Verdauung gemächlich, der Appetit mäßig.

Der Kapha-Typ ist ruhig, hat eine ausgeglichene Persönlichkeit und ist nur schwer in Rage zu bringen. Er schläft tief und sehr lang, auch neigt er eher als andere Körpertypen zu Fettleibigkeit. Er ist nicht unbedingt der Schnellste, was die Auffassungsgabe angeht, aber sein Gedächtnis ist ausgezeichnet. Kaphas sind im allgemeinen warmherzig, tolerant und nicht nachtragend, unter Streß jedoch neigen sie dazu, besitzergreifend und selbstzufrieden zu werden. *Das Leitmotiv des Kapha-Typs ist die Entspanntheit.*

Das Kapha-Dosha als gestaltgebendes und gestaltwahrendes Prinzip des Körpers verleiht dem Organismus Stabilität und Beständigkeit. Es liefert die Kraftreserven und das Stehvermögen, die in dem typischerweise stabil und schwer gebauten Körper eines Kapha-Menschen wohnen. Im Ayurveda gelten Kaphas als begünstigt, weil sie sich in der Regel einer stabilen Gesundheit erfreuen. Darüber hinaus ist ihre Persönlichkeit Ausdruck einer heiteren, glücklichen und gelassenen Sicht der Welt.

Es ist für Kapha-Menschen typisch, sich vor einer Entscheidung die Dinge ausgiebig durch den Kopf gehen zu lassen. Sie liegen gerne lange im Bett und brauchen nach dem Aufstehen oft erst eine Tasse Kaffee. Sie sind mit den Dingen, so wie sie sind, zufrieden, und versuchen, bestehende Zustände durch den Ausgleich mit anderen Menschen aufrechtzuerhalten. Sie achten die Gefühle anderer Menschen, zu denen sie durch ihr Einfühlungsvermögen in echter Verbundenheit stehen. Manchmal suchen sie Trost im Essen, und das kann dann zum Problem werden. Oft haben sie etwas wäßrige Augen. Ihre Bewegungen sind anmutig und ihr Gang ist geschmeidig, selbst wenn sie übergewichtig sind.

Wer Kapha als dominierendes Dosha hat, sollte Speiseeis, Butter, Vollmilch und sonstige fett- oder zuckerreiche Nahrungsmittel meiden. Das gilt auch für fettgebackene und ölhaltige Speisen. Leichte, warme Kost ist vorzuziehen. Der wichtigste Punkt ist jedoch, daß Kapha-Menschen nur dann essen sollten, wenn sie wirklich hungrig sind, und nicht bloß deshalb, weil Mittagszeit ist, oder weil gerade etwas zum Essen herumsteht. Es ist sogar so, daß ein wöchentlicher Fasttag nur mit Fruchtsäften oder entrahmter Milch den meisten Kapha-Menschen sehr gut bekommt. Ihre Energie und Munterkeit werden dadurch allgemein gesteigert.

Viele Kapha-Menschen kämpfen ihr ganzes Leben lang mit dem Körpergewicht. Oft führt das zu einem Gefühl der Hoffnungslosigkeit und einem verminderten Selbstwertgefühl. Es gibt aber keinen Grund aufzugeben. Es ist nun einmal eine Tatsache, daß die Körper von Kapha-Menschen dem modernen Ideal der superschlanken Gestalt einfach nicht entsprechen. Deshalb sind sie aber noch lange nicht häßlich oder haben sonst irgendeinen Makel. Es ist zwar richtig, daß Verdauung und Stoffwechsel beim Kapha-Typ von der Veranlagung her etwas träger sind, und daß das Abnehmen bei ihm deshalb etwas langsamer als bei anderen Konstitutionstypen vonstatten geht. Der Ayurveda lehrt uns aber auch, daß ein Körper mit einem Organismus, der sich im Gleichgewicht befindet, niemals Übergewicht haben kann. Sobald beim Kapha-Typ Stabilität eingekehrt ist, regelt sich sein Idealgewicht ganz von allein.

Am Ende dieses Kapitels finden Sie einen Fragebogen zur Bestimmung Ihres Konstitutionstyps. Sie haben ja nun schon eine gewisse Vorstellung von den drei Doshas gewonnen, und es dürfte inzwischen klar geworden sein, daß Übergewicht immer etwas mit dem Kapha-Dosha zu tun hat. Dieses Dosha bestimmt die Gestalt des Organismus und ist deshalb bei Übergewicht immer beteiligt. Allerdings kann eine Störung des Kapha-Doshas, die für Übergewicht verantwortlich ist, auch durch eine Unausgeglichenheit des Vata- oder des Pitta-Doshas ausgelöst werden. Nervöse oder zwanghafte Eßsucht wären hierfür ein Beispiel. Unabhängig von der jeweiligen Dosha-Dominanz kann es also bei jedem Menschen zu Übergewicht kommen, und selbst Vata-Naturen können am Ende davon betroffen sein.

Wenn Sie nun den Fragebogen ausfüllen und auswerten, können Sie Ihren persönlichen Konstitutionstyp bestimmen. Dadurch wird es Ihnen möglich, mit Ihrer inneren Intelligenz in Verbindung zu treten und besser auf Ihre inneren Signale zu achten. Lassen Sie mich eines noch einmal klarstellen: Denken Sie nur nicht, daß Ihren eigenen Möglichkeiten durch die Doshas auf irgendeine Weise Grenzen gesetzt würden, wie etwa eine zu geringe Körpergröße eine Karriere als professioneller Basketballspieler ausschließt. Die Doshas sind sehr wohl unser Schicksal, aber im besten Sinn, den man sich denken kann. Das Verständnis des eigenen Konstitutionstyps öffnet Ihnen den Zutritt zu Ihrer eigenen, wirklichen Natur und zu Ihrem gesunden, schönen und vollkommen ausgeglichenen Selbst.

FRAGEBOGEN
ZUR BESTIMMUNG DES AYURVEDISCHEN KONSTITUTIONSTYPS

Der folgende Fragebogen gliedert sich in drei Abschnitte. Studieren Sie zuerst die 20 Fragen, die sich auf das Vata-Dosha beziehen, und kreuzen Sie je nach dem Grad Ihrer Zustimmung zwischen 0 und 6 einen der Werte an:

0 = trifft bei mir nicht zu
3 = trifft bei mir manchmal zu
6 = trifft fast immer zu

Notieren Sie am Ende des ersten Abschnittes Ihr Gesamtergebnis für Vata. Haben Sie zum Beispiel bei der ersten Frage die 6 angekreuzt, bei der zweiten die 3 und bei der dritten die 2, dann ist Ihr Gesamtergebnis bis zu dieser Stelle 6+3+2 = 11. Wenn Sie die Ergebnisse des gesamten Abschnitts auf diese Weise zusammenzählen, erhalten Sie Ihren Vata-Gesamtwert. Gehen Sie sodann zu den jeweils 20 Fragen der Rubriken Pitta und Kapha über.

Wenn Sie damit durch sind, liegen Ihnen drei separate Gesamtwerte vor, durch deren Vergleich Sie Ihren Konstitutionstyp bestimmen können.

Bei der Beurteilung von einigermaßen deutlich ausgeprägten körperlichen Merkmalen werden Sie wahrscheinlich ohne Probleme eine zutreffende Bewertung eintragen können. Bei psychischen Merkmalen und bei Merkmalen des Verhaltens, wo natürlich die Selbsteinschätzung schwieriger ist, sollten Sie eine Antwort ankreuzen, die am ehesten dem Gefühl oder dem Verhalten während der meisten Zeit Ihres Lebens oder doch zumindest während der letzten zehn Jahre entspricht.

Vata-Typ	Trifft nicht zu		Trifft gelegentlich zu			Trifft meist zu	
1 Ich handle sehr zügig.	0	1	2	3	4	5	6
2 Ich kann schlecht auswendig lernen und es auch schlecht auf lange Zeit behalten.	0	1	2	3	4	5	6
3 Ich bin lebhaft und begeisterungsfähig.	0	1	2	3	4	5	6
4 Ich habe einen leichten Körperbau und nehme schwer zu.	0	1	2	3	4	5	6
5 Ich kann Neues schnell aufnehmen.	0	1	2	3	4	5	6
6 Ich habe einen raschen und leichten Gang.	0	1	2	3	4	5	6
7 Ich kann mich schwer entscheiden.	0	1	2	3	4	5	6
8 Ich neige zu Blähungen oder zur Verstopfung.	0	1	2	3	4	5	6
9 Ich bekomme leicht kalte Hände und Füße.	0	1	2	3	4	5	6
10 Ich bin häufig besorgt und ängstlich.	0	1	2	3	4	5	6
11 Ich ertrage kaltes Wetter weniger gut als andere Menschen.	0	1	2	3	4	5	6
12 Ich spreche schnell und gelte bei meinen Freunden als sehr gesprächig.	0	1	2	3	4	5	6
13 Meine Stimmungen wechseln schnell, und ich reagiere gefühlsbetont.	0	1	2	3	4	5	6

Vata-Typ	Trifft nicht zu		Trifft gelegentlich zu			Trifft meist zu	
14 Ich schlafe oft schlecht ein und wache nachts häufig auf.	0	1	2	3	4	5	6
15 Ich neige zu trockener Haut, besonders im Winter.	0	1	2	3	4	5	6
16 Ich bin geistig sehr rege, gelegentlich auch rastlos und sprudele vor Ideen über.	0	1	2	3	4	5	6
17 Meine Bewegungen sind rasch und aktiv; meine Energie kommt in plötzlichen Schüben.	0	1	2	3	4	5	6
18 Ich bin leicht erregbar.	0	1	2	3	4	5	6
19 Auf mich selbst gestellt, habe ich unregelmäßige Eß- und Schlafgewohnheiten.	0	1	2	3	4	5	6
20 Ich lerne schnell, aber ich vergesse auch schnell.	0	1	2	3	4	5	6

Vata-Gesamtwert:

Pitta-Typ	Trifft nicht zu		Trifft gelegentlich zu			Trifft meist zu	
1 Ich halte mich für sehr effizient.	0	1	2	3	4	5	6
2 Ich bin bei allem, was ich tue, extrem genau und ordentlich.	0	1	2	3	4	5	6
3 Ich habe einen starken Willen und kann mich gut durchsetzen.	0	1	2	3	4	5	6
4 Bei heißem Wetter fühle ich mich eher als andere Menschen unwohl oder müde.	0	1	2	3	4	5	6

Pitta-Typ	Trifft nicht zu		Trifft gelegentlich zu			Trifft meist zu	
5 Ich schwitze leicht.	0	1	2	3	4	5	6
6 Auch wenn ich es nicht immer zeige, bin ich schnell gereizt oder verärgert.	0	1	2	3	4	5	6
7 Wenn ich eine Mahlzeit auslasse oder sich die Essenszeit verzögert, fühle ich mich unwohl.	0	1	2	3	4	5	6
8 Mein Haar weist mindestens eines der folgenden Merkmale auf: frühzeitig ergrauend oder Haarausfall; dünn, seidig, glatt; (rot)blond oder sandfarben.	0	1	2	3	4	5	6
9 Ich habe einen guten Appetit und kann große Mengen essen.	0	1	2	3	4	5	6
10 Manche Leute bezeichnen mich als stur.	0	1	2	3	4	5	6
11 Ich habe eine regelmäßige Verdauung; ich neige eher zu Durchfall als zu Verstopfung.	0	1	2	3	4	5	6
12 Ich verliere leicht die Geduld.	0	1	2	3	4	5	6
13 Ich neige zum Perfektionismus.	0	1	2	3	4	5	6
14 Ich brause zwar schnell auf, vergesse aber ebensoschnell wieder.	0	1	2	3	4	5	6
15 Ich liebe kalte Speisen wie Eis und mag eiskalte Getränke.	0	1	2	3	4	5	6
16 Ich empfinde die Temperatur in einem Raum eher als zu warm.	0	1	2	3	4	5	6

Pitta-Typ	Trifft nicht zu		Trifft gelegentlich zu			Trifft meist zu	
17 Ich vertrage keine pikant gewürzten oder scharfen Speisen.	0	1	2	3	4	5	6
18 Ich bin nicht so tolerant, wie ich sein sollte.	0	1	2	3	4	5	6
19 Ich genieße Herausforderungen und bin beim Erreichen meiner Ziele sehr beharrlich.	0	1	2	3	4	5	6
20 Ich bin mir selbst und anderen gegenüber kritisch eingestellt.	0	1	2	3	4	5	6

Pitta-Gesamtwert:

Kapha-Typ	Trifft nicht zu		Trifft gelegentlich zu			Trifft meist zu	
1 Ich handele gewöhnlich langsam und ohne Hektik.	0	1	2	3	4	5	6
2 Ich nehme leichter zu und schwerer ab als andere.	0	1	2	3	4	5	6
3 Ich bin von Natur aus ruhig und gesetzt; ich gerate selten aus der Fassung.	0	1	2	3	4	5	6
4 Ich kann Mahlzeiten problemlos auslassen.	0	1	2	3	4	5	6
5 Ich neige zu starker Schleimbildung, Trägheit, chronischer Verstopfung, Asthma oder Nebenhöhlenentzündung.	0	1	2	3	4	5	6

Kapha-Typ	Trifft nicht zu		Trifft gelegentlich zu			Trifft meist zu	
6 Ich brauche mindestens acht Stunden Schlaf, um mich am folgenden Tag wohl zu fühlen.	0	1	2	3	4	5	6
7 Ich habe einen tiefen Schlaf.	0	1	2	3	4	5	6
8 Ich errege mich selten.	0	1	2	3	4	5	6
9 Ich lerne langsamer als andere, habe aber auf lange Zeit hin ein ausgezeichnetes Gedächtnis.	0	1	2	3	4	5	6
10 Ich neige zur Körperfülle.	0	1	2	3	4	5	6
11 Kaltes und feuchtes Wetter ist mir zuwider.	0	1	2	3	4	5	6
12 Meine Haare sind dicht, dunkel und gewellt.	0	1	2	3	4	5	6
13 Ich habe eine weiche, glatte und blasse Haut.	0	1	2	3	4	5	6
14 Ich habe einen kräftigen Körperbau.	0	1	2	3	4	5	6
15 Ich bin von Natur aus heiter, sanftmütig, liebevoll; ich vergebe gern.	0	1	2	3	4	5	6
16 Meine Verdauung ist träge, und ich fühle mich nach dem Essen schläfrig.	0	1	2	3	4	5	6
17 Ich habe eine gute Ausdauer und Widerstandskraft; mein Energiepegel ist ausgeglichen.	0	1	2	3	4	5	6
18 Ich gehe langsam und gemessen.	0	1	2	3	4	5	6

Kapha-Typ	Trifft nicht zu		Trifft gelegentlich zu			Trifft meist zu	
19 Ich neige zur Langschläferei und komme morgens nur langsam in Gang.	0	1	2	3	4	5	6
20 Ich esse mit Bedacht und gehe auch sonst langsam und methodisch vor.	0	1	2	3	4	5	6
Kapha-Gesamtwert:							

Gesamtwerte: Vata ________ Pitta _______ Kapha _______

Auswertung

Sie haben jetzt die jeweiligen Gesamtwerte errechnet und können nun Ihren Konstitutionstyp ermitteln. Es gibt zwar nur drei Doshas, aber bedenken Sie, daß diese im Ayurveda in zehn verschiedenen Kombinationen miteinander verbunden werden können, wobei sich am Ende zehn unterschiedliche Konstitutionstypen ergeben.

EINFACHE DOSHA-DOMINANZ

Wenn ein Einzelergebnis deutlich höher ausfällt als die beiden anderen, dann dürfte bei Ihnen eine einfache Dosha-Dominanz vorliegen:

Vata
Pitta
Kapha

Sie sind eindeutig ein Typ mit einfacher Dosha-Dominanz, wenn der höchste Gesamtwert doppelt so hoch ist wie das nächsthöchste (z.B. Vata = 90; Pitta = 45; Kapha = 35). Bei einfacher Dosha-Dominanz sind die betreffenden jeweiligen Merkmale von Vata, Pitta oder Kapha sehr stark ausgeprägt. Das nächsthöchste Dosha kann sich in Ihren natürlichen Tendenzen zwar ebenfalls noch bemerkbar machen, aber es wird wesentlich weniger auffällig sein.

DOPPELTE DOSHA-DOMINANZ

Wenn kein dominierendes Dosha vorliegt, sind Sie ein Typ mit doppelter Dosha-Dominanz:

Vata-Pitta oder Pitta-Vata
Pitta-Kapha oder Kapha-Pitta
Vata-Kapha oder Kapha-Vata

Beim Typ mit doppelter Dosha-Dominanz sind die Merkmale der beiden führenden Doshas besonders ausgeprägt. Ihr Konstitutionstyp wird zwar von dem Dosha mit dem höchsten Punktergebnis angeführt, aber auch das andere Dosha fällt durchaus ins Gewicht.

Die meisten Menschen haben eine doppelte Dosha-Dominanz. Bei diesem Typ könnten die Einzelergebnisse etwa wie folgt aussehen: Vata = 80; Pitta = 90; Kapha = 20. In diesem Fall hätte man sich als Pitta-Vata-Typ einzustufen.

DREI-DOSHA-TYP

Wenn bei Ihnen drei nahezu gleiche Zwischenergebnisse zu verzeichnen sind, dürften Sie ein Drei-Dosha-Typ sein:

Vata-Pitta-Kapha

Dieser Typ gilt als der seltenste. Gehen Sie bei diesem Ergebnis Ihre Antworten noch einmal durch, oder lassen Sie Ihre Selbsteinstufung von einem Freund begutachten. Sie können sich auch die Beschreibungen von Vata, Pitta, und Kapha am Anfang dieses Kapitels noch einmal durchlesen, um nachzuprüfen, ob Ihre Konstitution nicht doch eine einfache oder eine doppelte Dosha-Dominanz aufweist.

3 DER RICHTIGE WEG ZUM ABNEHMEN

Über Millionen von Jahren war der Kampf um eine ausreichende Versorgung mit Nahrungsmitteln die wichtigste Beschäftigung im Leben der Menschen überhaupt. Das Überleben hing davon ab, und die Gemeinschaften waren um diese Notwendigkeit herum organisiert. Für den Menschen der Frühzeit war es ein natürliches Gebot der Klugheit, während einer Periode des Überflusses so viel wie möglich zu essen, denn es war stets sicher, daß in naher Zukunft eine Phase der Entbehrung bevorstand. Unter diesem steten Wechsel von Schmausen und Hungern lernte der menschliche Körper, jenen Nahrungsanteil zu speichern, der nicht unmittelbar als Energiespender vom Stoffwechsel verbraucht wurde, und zwar in Form von Körperfett. Es liegt auf der Hand, daß sich der menschliche Organismus damit einen sehr wirksamen Anpassungsmechanismus zugelegt hat. Durch das gespeicherte Fett konnten die Menschen auch längere Zeiträume, in denen die Nahrung knapp war, überstehen, ohne zu verhungern.

Heute ist zumindest in einigen Teilen der Welt der ewige Kreislauf von Not und Überfluß beendet. In den begünstigten Ländern können wir essen, wann wir wollen, soviel wir wollen und solange wir wollen. Aber die Chemie unseres Körpers hat sich dieser Veränderung noch nicht angepaßt. Nach wie vor bereitet sich unser Körper auf eine Periode des Darbens vor, die er ständig erwartet. Unentwegt speichert er alles, was nicht unmittelbar als Energie verbraucht wird, als Fett.

Das ist kein krankhafter Vorgang, sondern normal und natürlich. Ihr derzeitiges Gewicht ist das natürliche Ergebnis Ihrer Nahrungsaufnahme, kombiniert mit dem Energiebedarf Ihrer Lebensweise und der immer noch andauernden Wirkung einer Evolution, der biologischen menschlichen Entwicklung, die Millionen von Jahren in Anspruch genommen hat.

Aber selbst wenn Sie Ihre Eßgewohnheiten drastisch änderten und sich täglich mehr körperlich bewegten, wären Sie wahrscheinlich nach den Maßstäben der gegenwärtigen Mode immer noch zu dick. Dafür gibt es zwei Gründe. Erstens haben die Maßstäbe der Mode und die äußere Gestalt der meisten Menschen kaum noch etwas miteinander zu tun. Und zweitens kann Ihr Körper nicht unterscheiden, ob er weniger Nahrung bekommt, weil Sie gerne in engere Jeans hineinpassen möchten, oder ob er wegen einer Hungersnot oder irgendeiner anderen Katastrophe darben muß. In beiden Fällen schaltet der Körper auf ein »Notprogramm«, bei dem der Stoffwechsel verlangsamt und das Fett weniger schnell verbrannt wird. Das ist schließlich ein äußerst starker Mechanismus, der sich über die gesamte Entwicklung des Menschen hinweg herausgebildet hat. Es ist sehr schwierig, daran etwas zu ändern.

Aus all dem ergibt sich, daß die Frage des Übergewichts oder des »richtigen« Gewichts weitaus mehr eine Sache der persönlichen Einschätzung ist, als Sie vielleicht angenommen haben. Wenn Sie jeden Tag eine große Portion Schokoladeneis essen, dann haben Sie wahrscheinlich eine einleuchtende Erklärung dafür parat. Vermutlich ist Ihnen aber dennoch klar, daß das nicht unbedingt dem Plan von Mutter Natur entspricht, denn Sie geraten dadurch aus dem Gleichgewicht. Wenn Sie das korrigieren und die Übereinstimmung mit Ihrem vollkommenen ursprünglichen Bauplan wiederherstellen möchten, dann steht dem nichts im Wege. Falls Sie aber vorhaben, die Vollkommenheit Ihres natürlichen Bauplans *nach der anderen Seite hin* zu übertreffen, indem Sie das Erscheinungsbild eines völlig anderen und von Ihnen grundsätzlich verschiedenen Menschen zu kopieren versuchen, dann lassen Sie sich auf einen Kampf mit biologischen Kräften ein, der besonders auf lange Sicht kaum zu gewinnen ist.

Wenn man also sein persönliches Idealgewicht erreichen will, muß man besonders zwei wichtige Punkte beachten: Zum einen muß man die eigenen Verhaltensweisen erkennen und abstellen, die das Ergebnis von Unausgeglichenheiten sind. Zweitens gilt es, die eigene Natur, so wie sie *ist*, zur Kenntnis zu nehmen, zu akzeptieren und zu genießen. Wie man das macht, soll Ihnen dieses Kapitel zeigen.

DER AUSGEGLICHENE ORGANISMUS

Übergewicht ist der Ausdruck einer allgemeinen Unausgeglichenheit des Organismus. Das heißt mit anderen Worten: Ein Gewichtsproblem ist nicht nur ein Problem mit dem Körpergewicht. Wenn wir uns lediglich auf das Abnehmen konzentrieren und den Fortschritt ausschließlich in Kilos und Zentimetern bemessen, werden wir immer nur einen begrenzten Erfolg verzeichnen können, denn dann haben wir das zugrundeliegende Ungleichgewicht außer acht gelassen.

Durch Abnehmen allein kann man den Organismus niemals in den Zustand vollkommener Ausgeglichenheit versetzen. Wenn Sie aber die vollkommene Harmonie wiederherstellen, ist das spontane Ergebnis ganz und gar positiv: Ihr Gewicht wird sich auf einen Wert einpendeln, der für Sie der normale und natürliche ist. Wenn Sie sich dann aber wieder nach äußeren Einflüssen richten, breitet sich auch die allgemeine Unausgeglichenheit wieder aus.

Wenn wir uns zum Abnehmen entschließen, wünschen wir uns oft eigentlich etwas ganz anderes, nämlich schöner, attraktiver, lebendiger und energiegeladener zu werden. Wir bewundern diese Eigenschaften oft an anderen Menschen – deren Körpergewicht spielt dabei allerdings kaum eine Rolle. Der Ayurveda lehrt, daß äußere Schönheit sich von der inneren Schönheit ableitet. Innere Schönheit wiederum ist das spontane und mühelose Resultat der vollkommenen Ausgeglichenheit von Körper und Geist.

Um diese Ausgeglichenheit zu schaffen, müssen wir lediglich unseren Organismus wieder mit der Intelligenz der Natur in Verbindung bringen, die immer schon in uns wohnt. Es gilt also, alle Hemmnisse zu beseitigen, die dem vollen Durchbruch dieser Intelligenz im Wege stehen. In ayurvedischen Begriffen bedeutet das, die drei Doshas untereinander so in Einklang zu bringen, daß der Strom der Intelligenz ungehindert durch den gesamten Organismus fließen kann.

Michelangelos Genie als Bildhauer beruhte darauf, daß er schon im rohen Marmorblock die vollendete Statue sehen konnte. Für ihn lag die Herausforderung nicht darin, eine Skulptur zu schaffen, sondern die bereits vorhandene, noch im Stein eingeschlossene Gestalt aus ihrem Gefängnis zu befreien. Genau das bedeutet es im Grunde genommen, wenn Sie sich selbst wieder in einen ausgeglichenen Zustand versetzen. Anstatt ein »neues«, schlankeres Selbst zu schaffen, *befreien* Sie lediglich Ihr *verborgenes* Selbst. Dieser Prozeß ist eine Entdeckungsreise ins eigene Ich. Das verborgene Selbst, das zum Vorschein kommen möchte, befindet sich bereits im vollkommenen Gleichgewicht. Für die Suche gibt es kein Patentrezept. Jeder Mensch findet das Gleichgewicht auf seine eigene Weise. Wie Hunger und Durst ist auch der Instinkt für das Gleichgewicht tief im Organismus verankert. Sobald Sie anfangen, diesem Instinkt nachzugeben, wird die Vollkommenheit Ihrer wahren Natur aufscheinen.

Das Ganze ist natürlich in Wirklichkeit eine Frage des Selbstwertgefühls. Sich selbst anzunehmen ist ebenso die Voraussetzung für wirkliche Schönheit wie für ein glückliches Gefühlsleben und für geistige Erfüllung – oder andersherum ausgedrückt: Ein mangelndes Selbstwertgefühl ist die Grundlage für einen großen Teil des menschlichen Elends und des selbstzerstörerischen Verhaltens. Deshalb versuchen die Menschen, ihre Probleme zu tarnen – sei es nun mit teuren Kosmetika oder mit zuviel Süßigkeiten. Aber jeder von uns kennt auch Persönlichkeiten, die vielleicht nicht den gängigen Schönheitsidealen entsprechen und die trotzdem eine besondere Ausstrahlung besitzen. Darin kommt zum Ausdruck, daß sie sich selbst mögen und akzeptieren. Wenn Sie also über Veränderungen in Ihrem Leben nachdenken, sollten Sie darauf achten, daß diese Veränderungen auf einem soliden Fundament von positiven Gefühlen gegenüber der eigenen Person ruhen und nicht nur den Versuch darstellen, fremden Leitbildern gerecht zu werden. Ihr Verständnis für diese Unterscheidung kann ausschlaggebend sein für den Erfolg oder Mißerfolg einer Schlankheitskur. Vergessen Sie nicht: Im Ayurveda ist es niemals mit einer mechanischen oder rein technischen Prozedur abgetan.

Ihre Beweggründe und Gefühle sind mindestens so wichtig wie das, was Sie tatsächlich tun oder lassen.

Unausgeglichenes Vata führt zu:

- Trockener und rauher Haut
- Schlaflosigkeit
- Verstopfung
- Allgemeiner Mattigkeit
- Spannungskopfschmerzen
- Kälteunverträglichkeit
- Degenerativer Arthritis
- Untergewicht
- Angstzuständen, übertriebener Besorgnis

Unausgeglichenes Pitta führt zu:

- Ausschlag; entzündlichen Hautkrankheiten
- Magengeschwüren durch Übersäuerung, Sodbrennen
- Sehschwierigkeiten
- Überhöhter Körpertemperatur
- Vorzeitigem Grauwerden und Haarausfall
- Feindseligkeit, Reizbarkeit

Unausgeglichenes Kapha führt zu:

- Übergewicht, Fettleibigkeit
- Träger Verdauung
- Allergien, verstopfte Stirn- und Nebenhöhlen, Triefnase
- Abgeschlagenheit, Depression
- Trägheit, Lethargie
- Asthma
- Gelenkbeschwerden

DAS GLEICHGEWICHT DER KÖRPERFUNKTIONEN

Jede Körperfunktion hat einen natürlichen Grundzustand, auf den sie sich immer wieder einzupendeln versucht. Es ist wie die Grundeinstellung eines Thermostaten. Der medizinische Fachausdruck dafür lautet »Homöostase«. Man kann zum Beispiel die Körpertemperatur erhöhen, indem man einen Kilometer sprintet oder sich in die Sauna setzt, aber sobald man damit aufhört, geht die Körpertemperatur wieder auf 37 Grad Celsius zurück. Das ist die Grundeinstellung des körpereigenen Thermostaten, und wenn man zu lange davon abweicht, muß man unangenehme Nachwirkungen in Kauf nehmen.

Der menschliche Körper ist unter anderem deshalb so kompliziert, weil wir Hunderte solcher Thermostate in uns tragen, von denen jeder seinen natürlichen Gesetzen gehorcht. Im Körper gibt es also viele einzelne Grundeinstellungen, nicht nur eine einzige, und das Zusammenspiel dieser Werte grenzt ans Wunderbare. Angesichts der verwirrenden Anzahl von Hormonen, Nährstoffen und der vielfältigen Botenstoffmoleküle in unserem Blut mag uns unser Blutstrom wie eine willkürliche Mischung aus dahinwirbelnden biochemischen Stoffen vorkommen. In Wirklichkeit aber ist die Zusammensetzung des Blutes so genau ausbalanciert, daß jeder dieser Stoffe seinen Bestimmungsort genau zur richtigen Zeit und in der richtigen Menge erreicht.

In gleicher Weise ist unser Gehirn in der Lage, all unsere biologischen Funktionen zu verfolgen, ohne dabei im geringsten durcheinanderzugeraten. Eine winzige Ansammlung von grauer Hirnmasse im Vorderhirn, der sogenannte Hypothalamus – er wiegt noch nicht einmal zwei Gramm –, ist für eine erstaunliche Anzahl von unterschiedlichen Regelvorgängen verantwortlich. Er steuert zum Beispiel die Anlagerung von Körperfett, den Kohlehydratstoffwechsel, den Schlaf-wach-Rhythmus, den Appetit und den Durst, die Verdauungssekrete, den Flüssigkeitspegel, das Wachstum und die Körpertemperatur. Kurz gesagt regelt der Hypothalamus alles das, was im Körper automatisch abläuft – einschließlich sämtlicher Faktoren, die für das Körpergewicht ausschlaggebend sind.

Das Gleichgewicht des Organismus ist eine Funktion der Intelligenz. Wir Menschen sind weitaus mehr als eine bloße Ansammlung von Thermostaten. Ein Thermostat kann sich nicht selbst richtig einstellen, doch wir können das. Die ursprüngliche Einstellung, mit der wir auf die Welt gekommen sind, ist unser Prakriti, unser Konstitutionstyp. Mit der Geburt eines jeden Menschen wird das ideale Verhältnis seiner Doshas für das ganze Leben festgelegt.

In der gleichen Weise, wie sämtliche automatischen Körperfunktionen durch den Hypothalamus gesteuert werden, sind sämtliche Thermostaten im Körper der Grundeinstellung der Doshas untergeordnet. Ein wesentlicher Unterschied besteht allerdings: Man kann zwar mit seinen Doshas Verbindung aufnehmen und sie beeinflussen, aber nicht mit dem Hypothalamus. Der Vata-Pegel wird erwartungsgemäß steigen, wenn Bedingungen herrschen, die dieses Dosha verstärken, wie kaltes Wetter, trockene und windige Luft, Angst, überwürztes Essen und zu langes Aufbleiben. All dies sind Reizfaktoren für Vata, die dem Körper zurufen: »Mehr Vata!« Genauso gibt es auch für Pitta und Kapha besondere Einflüsse, die diese Doshas verstärken.

Je mehr Unausgeglichenheiten sich mit der Zeit ansammeln, desto weiter entfernen wir uns von unserem

Prakriti, von unserer wahren Bestimmung. Im Ayurveda heißen solche Unausgeglichenheiten *vikriti*. Dieses Wort aus dem Sanskrit bedeutet soviel wie »Abweichung von der wahren Natur«. Prakriti und Vikriti bezeichnen Gegensätze, wobei das erste Wort sich auf das bezieht, was für einen Menschen naturgemäß ist, und das zweite auf alles Unnatürliche. Falsche Ernährung, schlechte Schlafgewohnheiten, negative Gefühle, körperliche und geistige Überbeanspruchung machen das Leben zunehmend unnatürlicher und schlagen sich schließlich in körperlichen Krankheitszeichen und Gesundheitsstörungen nieder – und eben auch in Übergewicht. Die ganze Sache hat auch einen psychischen Aspekt. Eine selbstzerstörerische Grundhaltung läßt positive Gefühlsregungen in negative umschlagen. Kurz gesagt: Vikriti läßt uns für Streß aller Art anfälliger werden.

Vikriti, oder Unausgeglichenheit, ist jedoch in Wirklichkeit eigentlich eine Einbildung, die auf schädlichen Überzeugungen beruht. Eine der tückischsten Annahmen, die uns zudem völlig selbstverständlich vorkommt, ist die Vorstellung von einem »Ich«. Damit meine ich den festen Glauben daran, daß jeder ein einzelnes und von der ganzen übrigen Welt grundsätzlich geschiedenes Wesen sei. Diese Überzeugung haben wir uns jedoch durch einen Lernprozeß angeeignet. Sie ist ein Produkt unserer Kultur und somit lediglich Ansichtssache und keine biologische Gegebenheit. Unser Körper hat keineswegs einen nach Zeit und Ort klar festgelegten Anfangspunkt und bewegt sich auch nicht auf einen irgendwie vorgegebenen Endpunkt zu. Die Selbsterneuerung unseres Organismus vollzieht sich in jeder Sekunde, und während der gesamten Dauer seiner Existenz setzt sie sich fort. Die Art jedoch, *wie* sie sich fortsetzt, kann direkt durch die Art der Signale beeinflußt werden, mit denen unser Hirn alles, was wir tun, begleitet: unseren Beruf, unsere Beziehungen – und ganz gewiß auch unsere Ernährung. Wenn wir immer wieder die gleichen negativen Gedanken und Gefühle durchspielen, die uns schon jahrelang bedrücken, werden wir auch den gleichen Körper mit uns herumschleppen. Glücklicherweise ist es möglich, daß wir all das ändern, denn unter diesen negativen Gewohnheiten liegt etwas grundsätzlich anderes und von sich aus Schönes. Unter der Oberfläche Ihres Lebens liegt Ihre ursprüngliche Anlage, jene ideale Kombination der Doshas von Vata, Pitta und Kapha, die Ihr wahres Selbst ausmacht. Wenn es gelingt, diese Kombination wiederzuentdecken, werden sich das Übergewicht und sämtliche anderen Probleme spontan in Nichts auflösen. Das ist die besondere Schönheit des Ayurveda: Er läßt die Menschen gesunden, indem er sie zu ihrem wahren, natürlichen Selbst zurückführt.

DIE BEDEUTUNG EINES GEREGELTEN TAGESABLAUFS

Der ausschlaggebende Faktor bei Übergewicht ist, wie bereits gesagt, meist das aus dem Gleichgewicht geratene Kapha, und zwar unabhängig vom jeweiligen Konstitutionstyp. Die in diesem Buch behandelten Methoden sind zwar geeignet, alle drei Doshas wieder ins Lot zu bringen, aber ich werde mich besonders auf die Möglichkeiten zum Ausbalancieren von Kapha konzentrieren. Diese Hinweise und Ratschläge werden Ihnen nicht nur dabei helfen abzunehmen, Sie werden dadurch auch Ihre Energie, Vitalität und Lebensfreude steigern können.

Im Anschluß daran möchte ich Ihnen zeigen, wie wichtig es ist, sich einen stabilen und regelmäßigen Tagesablauf einzurichten. Jeden Tag geht die Sonne auf und unter, und in der Zeit dazwischen passieren unendlich viele verschiedene Dinge. Die Natur ist so wunderbar geordnet, daß sich alle diese Ereignisse trotz ihrer Vielfalt scheinbar einem einzigen Rhythmus anpassen können. In Wirklichkeit gibt es jedoch verschiedene Rhythmen, die aufeinander abgestimmt sind und die wie Zahnräder ineinandergreifen.

Die moderne Medizin hat viele der offenkundigeren Rhythmen unseres Organismus ans Licht gebracht: Das Herz schlägt alle dreiviertel Sekunden, die Lungen dehnen sich in jeder Minute zehn bis vierzehn Mal, um einzuatmen. Dennoch sind viele der regelmäßigen Veränderungen des Körpers immer noch ziemlich rätselhaft. Warum ist unser Körpergewicht normalerweise um sieben Uhr abends am höchsten? Warum sind unsere Hände um zwei Uhr morgens am wärmsten? Diese Fakten hat die Forschung zwar zu Tage gefördert, aber wir haben bisher dafür keine Erklärung. Ein ayurvedisches Grundprinzip besagt, daß wir jeden Tag eine Reihe von Hauptzyklen durchlaufen, deren Einfluß wir gemäß den Merkmalen von Vata, Pitta und Kapha spüren. Zwischen Sonnenaufgang und Sonnenuntergang laufen drei Zyklen ab, die sich von Sonnenuntergang bis Sonnenaufgang noch einmal wiederholen. Das Schaubild auf der nächsten Seite gibt den ungefähren Zeitablauf der Zyklen wieder:

Die Hauptzyklen sind die Stützen unserer körperlichen Existenz. Ihre Beachtung ist eine der grundsätzlichen Voraussetzungen für das Leben im Einklang mit der Natur. Wir sind dazu geschaffen, uns von den Wellen der Natur tragen zu lassen und nicht gegen sie anzukämpfen. Es ist in der Tat so, daß unser Organismus schon jetzt auf diesen Wellen reitet oder jedenfalls sein Bestes gibt, obwohl ihn unsere Lebensgewohnheiten fortwährend behindern.

Wenn die Sonne am Abend untergeht, hat man das Gefühl, daß die gesamte Natur sich zur Ruhe begeben möchte. Jedermann genießt es, sich behaglich zurückzulehnen und nach der Arbeit des Tages auszuspannen. Die Vögel gehen schlafen, und ein Hauch von Schwere hängt in der Luft. Wenn der Kapha-Zyklus abends gegen zehn Uhr seinem Ende zugeht, verspüren auch viele Menschen das Bedürfnis, sich schlafen zu legen.

In vergleichbarer Weise hat es auch mit der Pitta-Periode des Tages zwischen zehn und vierzehn Uhr eine

Hauptzyklen von Vata, Pitta und Kapha

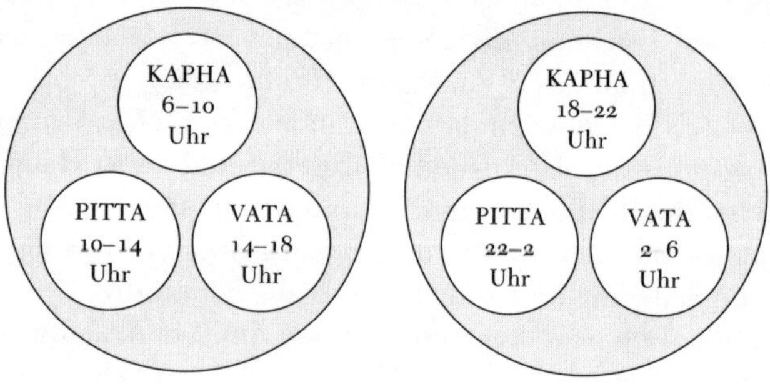

Erster Zyklus

Zweiter Zyklus

(Vorherrschende Zeiten)

Kapha: 6 – 10 Uhr
Pitta: 10 – 14 Uhr
Vata: 14 – 18 Uhr

(Vorherrschende Zeiten)

Kapha: 18 – 22 Uhr
Pitta: 22 – 2 Uhr
Vata: 2 – 6 Uhr

besondere Bewandtnis. Um diese Zeit sind wir gerne körperlich aktiv, und auch unser Appetit ist jetzt am größten. Das ist darin begründet, daß das Pitta-Dosha für die Verdauung unserer Nahrung, für den Energiehaushalt und überhaupt für das Ankurbeln unseres Organismus verantwortlich ist.

Die Funktion von Pitta in unserem Körper entspricht dem Wirken der Sonne in der Natur. Wenn die Sonne um die Mittagszeit am höchsten steht, ist daher die Bereitschaft des Körpers zum Verdauen der Nahrung am größten. Das ist der Grund, weshalb in den meisten Kulturen unserer Welt die Mittagsmahlzeit immer die Hauptmahlzeit des Tages gewesen ist. Erst mit der Industrialisierung, seit nämlich die Menschen ihre biologischen Grundbedürfnisse dem Ablauf des Berufslebens untergeordnet haben – anstatt umgekehrt – ist es dazu gekommen, daß die Leute abends ausgiebig essen.

Man kann in der Sonne eine Art physikalischer Verdauungshilfe sehen. Wenn sie hoch am Himmel steht, werden die Verdauungsvorgänge des Körpers verstärkt gefördert. Andererseits ist am Morgen, wenn die Sonne aufgeht, und am Abend, wenn sie untergeht, die Verdauungsbereitschaft unseres Körpers schwächer, weil auch die Unterstützung unseres körpereigenen Pitta durch die Umwelt weniger stark ist. Eine besonders wichtige ayurvedische Empfehlung rät uns deshalb, *die umfangreichste Mahlzeit am Mittag* einzunehmen, und zwar *jeden Tag ungefähr um die gleiche Zeit* in der Mitte der Pitta-Periode.

Wenn man zwischen zwölf und halb eins zu Mittag ißt, kann auch eine größere Menge an Nahrung ordentlich verdaut und verwertet werden. Das verschafft uns ein Maximum an Energie und beugt auf diese Weise der Notwendigkeit vor, sich am Abend vollzuschlagen, wenn die Verdauung träger ist. Für den Stoffwechsel bedeutet allein schon diese einfache Umstellung einen tiefgreifenden Wandel. Weil die Verdauungstätigkeit am Mittag wirkungsvoller ist, findet auch eine vollständigere Umwandlung der Nahrung in Energie statt – und nicht in Körperfett. Das Essen sollte uns mit Energie, Vitalität und Lebensfreude versorgen, und nicht mit Fett- und sonstigen Ablagerungen in unserem Körper, die nur schwer wieder loszuwerden sind.

Wenn Sie tagsüber berufstätig sind, kann es schwierig oder lästig für Sie sein, das Mittagessen zur umfangreichsten Mahlzeit des Tages zu machen. Richtig zu Mittag zu essen, bedeutet aber auf dem Weg zur Wiedererweckung der biologischen Intelligenz Ihres Körpers eine unschätzbare Hilfe. Darüber hinaus sollte man beim täglichen Mittagessen nicht so sehr auf den Kaloriengehalt und die Menge der Speisen achten, sondern auf deren *Qualität*. Das Essen sollte gehaltvoll, nahrhaft, schmackhaft und frisch zubereitet sein. Und Sie sollten nicht vergessen, bei Stufe sechs der Sättigungsskala die Mahlzeit zu beenden.

DIE BESTE ZEIT FÜR DAS MITTAGESSEN

Im ersten Kapitel habe ich Ihnen geraten, nur dann etwas zu essen, wenn Sie auch wirklich hungrig sind. Diese Anweisung galt es in den ersten beiden Wochen des ayurvedischen Programms zum Abnehmen zu befolgen. Der Zweck war, Ihren Körper bei der Ausscheidung von Verunreinigungen zu unterstützen und das Bewußtsein für das Hungergefühl und die eigenen Eßgewohnheiten zu schärfen. Nach Ablauf dieser vierzehn Tage halte ich es für angebracht, zu einem neuen Verhaltensmuster überzugehen. Ab jetzt sollten Sie täglich zur gleichen Zeit zu Mittag essen, wobei diese Mahlzeit auch die umfangreichste sein sollte. Wenn Sie den Anregungen dieses Buches folgen, werden Sie bald feststellen, daß Sie jeden Tag ungefähr zur gleichen Zeit automatisch Hunger bekommen, und dies dürfte, wie gesagt, ungefähr um zwölf Uhr oder eine halbe Stunde später der Fall sein. Planen Sie diesen Zeitraum für das Mittagessen als feste und beständige Einrichtung in Ihren Tagesablauf ein.

Was ist nun mit den anderen Mahlzeiten? Für die meisten, die dieses Programm befolgen wollen, dürfte es am besten sein, wenig oder überhaupt nicht zu frühstücken. Im Gegensatz zur westlichen Medizin betrachtet der Ayurveda das Frühstück als eine rein zusätzliche und nicht als eine notwendige Mahlzeit. Das wichtigste allgemeine Prinzip des Ayurveda bleibt allerdings, daß man nie etwas tun sollte, was körperliches Unbehagen hervorruft. Menschen mit einem gesunden Appetit, besonders solche mit einer ausgeprägten Pitta-Konstitution, brauchen vermutlich ein leichtes Frühstück, zum Beispiel ein Müsli oder Toast und Tee, um ohne Probleme bis zum Mittagessen durchhalten zu können. Wenn Sie normalerweise ausgiebig frühstücken, sollten Sie nun auf ein leichteres Frühstück umsteigen, damit Sie mittags mehr Appetit haben. Sie werden feststellen, daß Sie sich dann den ganzen Tag wohler, wacher und energiegeladener fühlen.

Allgemein gilt, daß man nach einem ausgewogenen, gehaltvollen Mittagessen später weniger Hunger verspürt. Das Abendessen kann daher eine leichte Mahlzeit sein, ausfallen lassen sollte man es aber nicht. Mit »leicht« meine ich zwei Dinge: Das Essen sollte nicht schon von sich aus schwer sein, wie etwa Fleisch oder ein üppiger Nudelauflauf, und Sie sollten weniger essen als mittags. Eine warme Suppe mit Brot, ein warmer Getreidebrei, Gemüse oder ein leichter Auflauf zum Beispiel können ein sättigendes, schmackhaftes Abendessen sein. Fleisch, insbesondere rotes Fleisch, ißt man besser mittags und nicht abends.

Im ersten Kapitel habe ich Ihnen empfohlen, nur dann zu essen, wenn Sie Stufe null oder eins auf der Sättigungsskala erreicht haben. Sie haben das nun zwei Wochen lang durchgehalten und dabei Ihre Fortschritte auf dem Hunger-Tagesdiagramm verfolgt. Gehen Sie jetzt zu folgendem Ablauf über:

FRÜHSTÜCK

Lassen Sie es ganz ausfallen, oder nehmen Sie nur ein kleines Frühstück zu sich, wie zum Beispiel Milch und Getreideflocken oder Fruchtsaft und Toast.

MITTAGESSEN

Machen Sie das Mittagessen zur ausgiebigsten Mahlzeit des Tages. Essen Sie immer zur gleichen Zeit, etwa um zwölf bis halb eins. Achten Sie weniger auf den Kaloriengehalt als auf die Qualität des Essens. Die Mahlzeit sollte frisch zubereitet, gehaltvoll, nahrhaft und wohlschmeckend sein.

ABENDESSEN

Essen Sie jeden Tag zu Abend, aber beschränken Sie sich auf kleinere Mengen und leichtere Speisen als mittags. Ein geeignetes Abendessen könnte zum Beispiel aus einer warmen Suppe, warmen Teigwaren, Gemüse oder einem leichten Auflauf bestehen. Es ist besser, am Abend kein Fleisch zu essen.

TIPS FÜR DEN ERFOLGREICHEN TAGESABLAUF

Die mittägliche Hauptmahlzeit ist der wichtigste Punkt in einem ayurvedisch gestalteten Tagesablauf, wenn es um das Abnehmen geht. Es gibt allerdings noch weitere Elemente einer ayurvedischen Lebensführung, die es verdienen, hervorgehoben zu werden.

Einer dieser Punkte betrifft die Zeit des Schlafengehens. Ein ermüdeter Körper ist seinen inneren Bedürfnissen gegenüber nicht mehr aufgeschlossen. Ich möchte daran erinnern, daß in der Zeit zwischen sechs und zehn Uhr abends der Kapha-Einfluß vorherrscht, und zu den Eigenschaften des Kapha-Doshas gehören Schwere, Langsamkeit und Trägheit. Das bedeutet, daß in dieser Zeitspanne von der Natur ein Einfluß ausgeht, der zur Entspannung und zum Schlafengehen auffordert.

Zehn Uhr abends ist eine wichtige Nahtstelle zwischen dem Kapha- und dem Pitta-Einfluß in unserer Umwelt. Im Gegensatz zu dem schweren, langsamen und trägen Kapha ist Pitta leicht, scharf und heiß, wobei die Hitze für Aktivität steht. Wenn Sie abends über diese Nahtstelle hinaus bis halb elf Uhr oder noch länger aufbleiben, geraten Sie in die von Pitta beherrschte Phase hinein. Bestimmt kennen Sie das Gefühl, daß Sie dann auf einmal wieder frischen Wind in die Segel bekommen und ohne weiteres bis halb eins oder sogar bis zwei Uhr recht munter aufbleiben können.

Wenn Sie nach einer solchen Nacht aber pünktlich aufstehen wollen, müssen Sie den Wecker stellen – und fühlen sich deshalb den ganzen Tag unausgeschlafen –, oder Sie verschlafen sich gewaltig. Wenn man bis acht, neun Uhr oder sogar noch länger im Bett bleibt, erwischt man beim Aufstehen die nächste Kapha-Periode, die von sechs bis zehn Uhr am Vormittag dauert.

Sie erinnern sich an die Kapha-Eigenschaften? Schwer, langsam und träge. Und genau so werden Sie sich fühlen, wenn Sie erst um diese Zeit aufstehen. Obendrein wird Ihnen etwas von diesem übermäßigen Kapha-Einfluß, der ja bei zeitigem Aufstehen erst gar nicht zum Zuge gekommen wäre, den ganzen Tag anhängen und Ihnen Ihr Vorhaben abzunehmen zusätzlich erschweren. In meiner Praxis habe ich festgestellt, daß Langschläfer im allgemeinen weniger energiegeladen sind und stärker zu Depressionen neigen.

Wenn Sie früh zu Bett gehen – etwa um zehn Uhr abends – können Sie natürlich auch morgens früher aufstehen. Der beste Zeitpunkt dafür ist kurz vor dem Ende der Vata-Periode um sechs Uhr morgens. Wenn man aufsteht, bevor sich der Vata-Einfluß in der Umwelt gänzlich gelegt hat, fühlt man sich leicht, energiegeladen und beschwingt. Und das ist noch nicht alles: Durch diese kleine Änderung in Ihren Gewohnheiten bleibt Ihnen dieses Hochgefühl den ganzen Tag über erhalten.

Eine weitere wertvolle Bereicherung der täglichen Gewohnheiten können spezielle Massagetechniken darstellen, zum Beispiel eine Trockenmassage mit der Bezeichnung *garshan*. Der Ayurveda empfiehlt sie speziell zum Abnehmen, denn sie regt den Kreislauf an und unterstützt die Ausscheidungsfunktionen des Körpers. Aus Erfahrung wissen wir, daß diese Massage auch bei der Bekämpfung von Zellulitis hilft. Eine andere Massage heißt *abhyanga*. Sie wird mit Sesamöl durchgeführt. Der Ayurveda empfiehlt diese Massage für jedermann als Teil der täglichen Körperpflege, denn sie erfrischt und belebt den ganzen Organismus. Sie gibt der Haut Jugendfrische und hilft dabei, alle drei Doshas ins Lot zu bringen.

Diese beiden Massagen sorgen dafür, daß die Haut während des Abnehmens straff und fest bleibt und nicht schlaff und faltig wird. Gönnen Sie sich diese Massagen jeweils morgens vor dem Baden oder Duschen. Sie nehmen jeweils nur ein paar Minuten in Anspruch, und man fühlt sich danach den ganzen Tag lang frischer und vitaler. Wenn Sie für beide Massagen morgens nicht immer Zeit haben, sollten Sie versuchen, sie mindestens dreimal in der Woche auszuführen. Oder, wenn Ihnen das lieber ist, wenden Sie nur die Trockenmassage an.

DIE GARSHAN-MASSAGE

Garshan ist eine ayurvedische Trockenmassage, die den Kreislauf anregt und die Durchblutung des ganzen Körpergewebes fördert. Diese einfache Reinigungsprozedur treibt Verunreinigungen aus dem Körper und unterstützt das Abnehmen. Sie fördert die Verdauung, den Stoffwechsel und den Abbau von Zellulitis.

Für eine Garshan-Massage braucht man nur drei bis vier Minuten. Sie wird am besten morgens vor dem Baden oder Duschen und vor der Ölmassage durchgeführt, und zwar am besten mit Handschuhen aus Rohseide. Eine Bezugsquelle finden Sie am Ende dieses Buches. Man kann statt dessen auch einen Luffaschwamm benutzen. Luffas sind in Bioläden erhältlich.

1. Ziehen Sie die Rohseidenhandschuhe an.
2. Die gesamte Massage wird mit ziemlich kräftigen Streichbewegungen durchgeführt. Massieren Sie Nak-

ken und Gliedmaßen mit langen Auf- und Abbewegungen und die Gelenke mit kreisförmigen Bewegungen. Sie werden merken, daß Sie die Zahl der Striche über gestreckten Gliedmaßen allmählich von zehn oder zwanzig bis auf maximal vierzig erhöhen können.

3. Beginnen Sie mit der Massage am Kopf und bewegen Sie sich dann über den Nacken hinunter bis zur Schulterpartie. Machen Sie kreisförmige Bewegungen über den Schultergelenken, lange und gerade Striche an den Oberarmen, Kreise an den Ellenbogen, lange Striche an den Unterarmen, Kreise an den Handgelenken, gerade Striche über die Hände und kleine Kreise an den Knöcheln der Finger.
4. Gehen Sie jetzt zur Brustpartie über. Sparen Sie dabei die unmittelbare Herzgegend und den Busen aus. Massieren Sie den oberen Brustbereich mit langen, hin und her verlaufenden waagerechten Strichen.
5. Streichen Sie zweimal waagerecht über den Bauch hin und her und dann zweimal in diagonaler Richtung. Körperpartien mit verstärktem Fettansatz, wie Bauch, Oberschenkel, Gesäß und Oberarme, können Sie sich ruhig etwas ausgiebiger widmen.
6. Stellen Sie sich jetzt hin, und bearbeiten Sie mit kräftigen Bewegungen die Hüftpartie. Massieren Sie dann mit geraden Strichen die Oberschenkel, mit Kreisen die Knie, mit geraden Strichen die Unterschenkel, die Knöchel mit Kreisen und die Füße wieder mit geraden Strichen.

DIE AYURVEDISCHE ÖLMASSAGE

Die ayurvedische Ölmassage (Abhyanga) wirkt kräftigend und ausgleichend auf den ganzen Körper, verbessert die

Blutzirkulation, erhöht die Vitalität und erhält die Spannkraft Ihrer Haut.

1. Nehmen Sie kaltgepreßtes Sesamöl, wie es im Bioladen erhältlich ist. Es ist am besten, aufbereitetes Öl zu verwenden. (Die Anleitung zum Aufbereiten finden Sie weiter unten). Das Öl sollte vor der täglichen Anwendung angewärmt werden. Am besten verwahrt man es in einer kleinen Plastikflasche mit Schnappverschluß und legt das Fläschchen zum Erwärmen einige Minuten in das Waschbecken oder in eine Schüssel mit heißem Wasser.
2. Massieren Sie Ihren ganzen Körper mit den Handflächen (nicht mit den Fingerspitzen). Allgemein gilt: Kreisförmige Bewegungen an abgerundeten Körperpartien (Kopf, Gelenke) und gerade Streichbewegungen an gestreckten Körperpartien (Nacken, Gliedmaßen). Massieren Sie überall mit mäßigem Druck, außer über dem Herzen und am Bauch, wo leichter Druck genügt.
3. Beginnen Sie am Kopf. Geben Sie ein bißchen Öl auf den Handteller und massieren Sie es kräftig in die Kopfhaut ein. Massieren Sie nun mit kreisenden Handflächen den ganzen Kopf. Lassen Sie sich bei der Massage des Kopfes mehr Zeit als beim übrigen Körper.
4. Gehen Sie jetzt zur Massage des Gesichts und der Ohrmuscheln über, und vergessen Sie nicht, immer wieder ein paar Tropfen Öl zu nehmen, wenn Sie von einer Körperpartie zur nächsten übergehen. Massieren Sie hier eher sanft.
5. Massieren Sie nun Vorder- und Rückseite des Halses und den oberen Bereich der Wirbelsäule. Es empfiehlt sich, jetzt den restlichen Körper leicht einzuölen, damit das Öl möglichst lange einziehen kann.

6. Massieren Sie energisch die Arme, mit kreisenden Bewegungen an den Schulter- und Ellbogengelenken und mit langen Hin- und Herbewegungen an den Ober- und Unterarmen.
7. Gehen Sie jetzt über zur Brust- und Bauchpartie. Herz und Bauch werden mit sehr behutsamen Kreisbewegungen massiert. Bei der Bauchpartie kann man unten rechts beginnen und die Massage im Uhrzeigersinn über den Bauch führen, bis sie unten links endet. Dadurch werden Ihre Eingeweide sanft massiert.
8. Massieren Sie anschließend den Rücken und die Wirbelsäule. Vielleicht müssen Sie dabei manche Teile des Rückens auslassen.
9. Die Beine werden kräftig massiert: Hüften, Knie und Knöchel mit Kreisbewegungen, Ober- und Unterschenkel mit langen, geraden Strichen.
10. Zum Schluß werden die Fußsohlen massiert. Wie beim Kopf kann man sich auch bei dieser wichtigen Körperregion mehr Zeit lassen. Massieren Sie die Fußsohlen kräftig mit den Handflächen.
11. Nehmen Sie im Anschluß an die Massage ein heißes Bad oder eine heiße Dusche. Benutzen Sie eine milde Seife.

DIE AUFBEREITUNG DES SESAMÖLS FÜR DIE AYURVEDISCHE ÖLMASSAGE

Im Ayurveda wird die Verwendung von naturbelassenem und kaltgepreßtem Sesamöl empfohlen, wie man es im Bioladen bekommen kann. Bevor das Öl verwendet wird, sollte es am besten nach der folgenden einfachen Methode aufbereitet werden. Aufbereitetes Öl kann besser eindringen.

1. Erhitzen Sie das Öl bis zur Siedetemperatur von Wasser (also auf 100 Grad Celsius). Um festzustellen, wann es heiß genug ist, geben Sie vorher einfach ein paar Tropfen Wasser hinein. Sobald das Wasser, das sich auf dem Öl absetzt, zu knistern und zu kochen anfängt, können Sie das Öl vom Herd nehmen.

   Oder beobachten Sie das Öl, bis es anfängt, im Topf zu wallen und zu zirkulieren. Dann kann die Hitze abgeschaltet werden.
2. Sie können bis zu einem Liter Öl auf einmal aufbereiten. Mit dieser Menge kommen Sie mindestens zwei Wochen aus.
3. Öle sind leicht entflammbar. Achten Sie deshalb auf entsprechende Sicherheitsvorkehrungen und erhitzen Sie das Öl nur auf kleiner Flamme. Verlassen Sie währenddessen niemals den Raum, und nehmen Sie das Öl sofort nach Erreichen der richtigen Temperatur vom Herd. Lassen Sie es unbedingt an einem sicheren Ort außerhalb der Reichweite von Kindern abkühlen.

4 DIE VERDAUUNG LÄSST DIE PFUNDE SCHMELZEN

Wer lernen will, sein Gewicht zu halten, sollte immer daran denken, daß der Hunger – also ein gesunder Appetit – sein Freund und nicht sein Gegner ist. Wenn Sie sich diese Tatsache zunutze machen, können Sie die Nahrung auf eine Weise verdauen, die automatisch einen schlanken Körper ohne überschüssiges Fett entstehen läßt.

Im ersten Kapitel (»Lernen Sie die wahre Natur von Körper und Geist kennen«) haben wir gesehen, daß unser Körper keine leblose Statue ist, festgefroren in Raum und Zeit. In jedem Augenblick erschaffen wir die intelligente Struktur unseres Organismus aufs neue, indem wir jede einzelne Zelle und jede Faser in jeder Sekunde eines jeden Tages tatsächlich neu erzeugen. Aber wie geht das nun konkret vor sich?

Die Hauptrolle bei diesem Prozeß spielt die Verdauung. In Gestalt unserer Nahrung nehmen wir aus der uns umgebenden Welt intelligente Strukturen auf. Unser Stoffwechsel nimmt diese Intelligenz auf und wandelt sie um, so daß unser Körper sie sich einverleiben kann. Essen ist der unmittelbare Ausdruck unserer innigen Verbundenheit mit unserer Umwelt. Jedesmal, wenn wir etwas essen, wandeln wir unsere Nahrung durch eine ganze Kette von wunderbar ausgeklügelten und komplizierten biochemischen Prozessen um. So entsteht aus den Stoffen unserer Umwelt schließlich unsere körperliche Existenz. Die Frage, was man am besten essen und trinken sollte, werden wir im fünften Kapitel behandeln (»Wie Sie abnehmen, ohne zu hungern«). An dieser Stelle geht es uns weniger um die Nahrung als solche als um das, was vor und nach der Nahrungsaufnahme geschieht. Wie funktioniert der Mechanismus von Appetit und Verdauung?

In meiner ärztlichen Praxis habe ich festgestellt, daß ich praktisch jedesmal die gleiche Antwort erhalte, wenn ich einen übergewichtigen Patienten nach seinem Appetit frage. Auf ein verlegenes Lachen folgt die Erklärung: »Ich habe eben viel zuviel Appetit!« Diese Antwort offenbart die weltweit nahezu einhellige Überzeugung von übergewichtigen Menschen, daß Appetit und Hungergefühl ihre Widersacher seien. Über Jahre hinweg sind die Betroffenen mit zahllosen Diäten und Wundermittelchen gegen die natürlichen Bedürfnisse ihres Körpers angegangen. Sie sind diesen Bedürfnissen zu Leibe gerückt mit einem regelrechten Arsenal aus Tabletten, Diätbüchern, Schlankheitskuren, ballaststoffreicher Nahrung und was immer ihnen sonst noch eingefallen sein mag. Ich halte alle diese Bemühungen für gründlich verfehlt. Wenn wir gegen unseren Appetit ankämpfen, kämpfen wir gegen die Natur. Das ist nicht nur nutzlos, es hat auch keine Aussicht auf Erfolg.

AGNI, AMA UND OJAS

Wie entsteht nun der Hunger? Im Ayurveda wird er mit den Feuern der Verdauung erklärt, die *agni* genannt werden. Das Wort Agni bedeutet in wörtlicher Übersetzung »Feuer«. Der Ayurveda beschreibt den Verdauungsprozeß als ein Hitzeverfahren, bei dem die Nahrung sozusagen regelrecht verbrannt wird, bevor sie in weitere Stoffwechselvorgänge eingeht. Wenn man diese ayurvedischen Vorstellungen mit denen der modernen Biochemie und Physiologie vergleicht, stellt man fest, daß sich die beiden Anschauungen recht gut miteinander vertragen. Die Feuer, die Agnis, lodern stärker, wenn man hungrig ist, und das bedeutet, daß Sie dann optimal auf die Verwertung der Nahrung vorbereitet sind. Von unserem Agni, unserem Verdauungsvermögen, hängt es ab, ob die Nahrung richtig verwertet und in Energie umgewandelt wird oder ob Fett und Giftstoffe daraus entstehen.

Nach der ayurvedischen Lehre wird man bei Menschen mit chronischen Gewichtsproblemen stets auf eine mangelhafte Verdauung stoßen. Ein Ergebnis der schlechten Verdauung heißt im Ayurveda *ama*. Ama ist sowohl ein theoretischer Grundsatz als auch eine stoffliche Substanz im Sinne von Schlacken und Giftstoffen. Materiell gesehen ist Ama eine weiße, klebrige Masse, die sämtliche Kanäle des Organismus verstopfen kann. Dabei geht es nicht nur um die Blut- und Lymphbahnen, sondern auch um die Bahnen, durch welche die Energie fließt. Da Ama die Zirkulationskanäle des Organismus blockiert, verursacht es sehr oft eine ganze Reihe von Krankheiten. Außerdem gehen die Erscheinungen, die jeder Übergewichtige so gut kennt, auf sein Konto: Teilnahmslosigkeit, Trägheit, unregelmäßige Eßgewohnheiten, Heißhungeranfälle, gestörte Hunger- und Sättigungsgefühle und natürlich die Fettleibigkeit.

All dies liegt nicht weitab vom Denken der heutigen westlichen Medizin, in welchem die Vorstellung von Abfallstoffen, die sich in den Zellen ansammeln, seit langem ihren Platz hat. Man nimmt an, daß dieser Zellunrat die ordnungsgemäße Funktion des Erbmaterials in den Zellen stört und auf diese Weise an der Entstehung von Krebs und am Alterungsprozeß beteiligt ist. Die westliche

Medizin nimmt die schädliche Wirkung des Stoffwechselmülls in den Zellen zwar zur Kenntnis, weiß aber über dessen eigentliche Beschaffenheit wenig zu sagen. Im Ayurveda herrschen dagegen recht genaue Vorstellungen über das Ama.

Man kann das Ama tatsächlich auch sehen. Bestimmt haben Sie schon einmal, besonders morgens früh, einen weißen Belag auf der Zunge bemerkt. Das ist Ama – und wenn es auf der Zunge klebt, dann klebt es auch im ganzen Körper.

Solange Ama vorhanden ist, kann man die Unausgeglichenheiten des Organismus nur erschwert behandeln – und dabei abzunehmen ist äußerst schwierig, wenn nicht sogar unmöglich. Das ist der Grund, weshalb so viele Leute, obwohl sie sich fast zu Tode gehungert haben, ihr Ziel dennoch nicht erreichen konnten. Im Hinblick auf das Abnehmen muß man deshalb praktische Schritte unternehmen, um das Ama loszuwerden und auf Dauer fernzuhalten. Ama spielt in der Entstehungsgeschichte von Übergewicht einfach eine Schlüsselrolle, denn schließlich ist eine seiner Haupteigenschaften die *Schwere*.

Salziges, Süßes und Saures fördert Ama-Ansammlungen besonders. Durch eine Umstellung des Speiseplans, Kräutertherapien und durch Fasten können diese Giftstoffablagerungen beseitigt werden.

Ama hat aber auch ein positives Gegenstück, das ebenfalls im ganzen Körper vorhanden sein kann. Durch richtiges Essen und entsprechende Verhaltensweisen kann dieses andere, Ama entgegengesetzte Produkt der Verdauung gebildet werden, das die Bezeichnung *ojas* trägt. Der Ayurveda sieht Ojas als biochemische Entsprechung der Lebensfreude.

Lassen Sie uns für einen Augenblick bei diesem Gedanken verweilen: Wenn Sie in Ihrem Organismus Ojas erzeugen, dann speichern Sie die stoffliche Erscheinungsform von Lebensfreude und völligem Wohlbefinden. Was könnte für uns wichtiger sein? Und was unserer körperlichen und seelischen Gesundheit förderlicher?

Sobald Sie Ama den Kampf ansagen, wird automatisch mehr Ojas produziert. Genauso wird, wenn Sie den Aufbau von Ojas unterstützen, Ama vermindert. Es ist deshalb gut, wenn man weiß, wie sich diese beiden wichtigen Substanzen bemerkbar machen. Wenn Sie beispielsweise nach bestimmten Speisen oder nach bestimmten Verhaltensweisen Auswirkungen an sich feststellen, die auf Ama hinweisen, dann wissen Sie, daß mit dem Essen oder mit dem Verhalten etwas nicht in Ordnung war. Stellen sich dagegen nach bestimmten Verhaltensweisen die Merkmale von Ojas ein, dann ist klar, daß Ihr Organismus durch dieses Verhalten aufgebaut und ins Lot gebracht wird. Wir wollen uns einmal die Kennzeichen ansehen:

Ama zeigt sich durch:

Schwächegefühl, Schwere, Teilnahmslosigkeit, verringerte Abwehrkräfte, unregelmäßige Ausscheidungsfunktionen, Mattigkeit, unregelmäßigen Appetit, Energie- und Stimmungsschwankungen. Oft, besonders morgens beim Aufstehen, findet sich ein weißer Belag auf der Zunge.

Ojas zeigt sich durch:

ein Gefühl körperlicher Leichtigkeit, strahlende Energie, guten Appetit und gute Verdauung, hervorragende Immunabwehr, regelmäßige Ausscheidungen, gute Körperkräfte, gutes Stehvermögen und umfassende Lebensfreude. Körperlich und geistig herrscht ein Gefühl von Vitalität und intensivem Wohlbefinden vor.

Bevor wir nun näher auf die Ernährungsweise und auf die Nahrungsmittel eingehen, die Ama oder Ojas entstehen lassen, möchte ich einige sehr wichtige Techniken zur Unterstützung der Verdauung vorstellen. Sie lösen das Ama aus dem Organismus und halten es durch die verbesserte Verdauung ein Leben lang fern. Ich spreche von etwas, das ich Techniken zur Entfaltung der körpereigenen Intelligenz nennen möchte. Es handelt sich dabei um ganz einfache Methoden, welche die innere Intelligenz des Körpers beleben, damit die Umsetzung der Nahrung in Energie, geistige Spannkraft und Lebensfreude besser gelingt. Bei einigen dieser Techniken werden Sie von mancherlei lieben Gewohnheiten Abschied nehmen müssen, aber wenn Sie sich erst einmal dazu bereit gefunden haben, wird der unübersehbare Nutzen nicht auf sich warten lassen.

TIPS ZUR ENTFALTUNG DER KÖRPEREIGENEN INTELLIGENZ

Essen Sie in einer beruhigenden und geräuscharmen Umgebung. Die Umstände sind beim Essen genauso wichtig wie die Nahrung selbst. Lenken Sie Ihre Aufmerksamkeit nicht vom Essen ab, indem Sie nebenher weiterarbeiten, lesen, das Radio laufen lassen oder fernsehen. Sie sollten sich auf das Essen konzentrieren, damit Sie alles, was da so gut schmeckt, auch wirklich genießen können und Ihre Freude an der Mahlzeit haben. Übergewichtige Menschen neigen dazu, das Essen ohne Respekt und Interesse in sich hineinzuschlingen. Oft sind sie Stammkunden in Fast-food-Restaurants, die mit ihrem Trubel und der hektischen Betriebsamkeit alles andere als eine angenehme Atmosphäre zum Essen bieten.

Setzen Sie sich zum Essen immer hin. Selbst wenn Sie nur eine Kleinigkeit essen wollen, zum Beispiel ein paar Trauben oder Rosinen, sollten Sie sich dazu an einen Tisch setzen. Konzentrieren Sie sich auf das, was Sie tun, und lassen Sie sich Zeit. Damit bringen Sie zum einen den Verdauungsprozeß in Gang, andererseits nehmen Sie die Nahrung selbst und auch Ihr Hungergefühl besser wahr.

Essen Sie nie, wenn Sie wütend und erregt sind. Wenn Sie Ihre Mahlzeit erregt, beunruhigt oder wütend hinunterschlingen, leidet darunter mit Sicherheit die Verdauung, und es kommt zur Bildung von Ama. In diesem Fall ist es am besten, die Mahlzeit eine gewisse Zeit zu verschieben, bis man sich wieder beruhigt hat.

Essen Sie nur soviel, wie Sie brauchen, um sich wohlzufühlen. Denken Sie an Punkt sechs der Sättigungsskala. Nach dem Ayurveda sollen wir ja nur drei Viertel der Menge essen, die wir schaffen können. Wenn wir weiteressen, geschieht das gleiche, als würde man ein Feuer entzünden, um es in dem Moment, wo es hell aufflammen möchte, unter einem Haufen Brennmaterial zu ersticken. Ein Verdauungsfeuer, das nur schwelen kann, erzeugt Ama.

Vermeiden Sie eisgekühlte Speisen und Getränke. Kalte Speisen und Getränke können das Verdauungsfeuer löschen und begünstigen dadurch die Verwandlung der Nahrung in Ama. Für eisgekühlte Speisen und Getränken gilt das ganz besonders. Außerdem sind Vata und Kapha von Natur aus kalte Doshas und geraten deshalb durch kalte Speisen und Getränke besonders leicht aus dem Gleichgewicht. Bei der Behandlung von Übergewicht sind es in erster Linie die Doshas Vata und Kapha, die wieder ins Lot gebracht werden müssen. Vielen Menschen fällt es schwer, auf eisgekühlte Getränke zu verzichten. Nach ein paar Wochen jedoch werden Sie feststellen, daß Ihnen die kalten Getränke nicht mehr fehlen, und ohne Eisgetränke werden Sie sich körperlich viel wohler fühlen.

Sprechen und kauen Sie nicht zur gleichen Zeit. Solange Sie mit Kauen und Schlucken beschäftigt sind, sollten sich Ihre Sinne nach innen konzentrieren und den Geschmack, den Anblick und den Duft der Speisen genießen. Bei Tisch sollte man sich entspannt und ruhig unterhalten. Gefühlsbetonte und brisante Themen sind für Tischgespräche nicht geeignet.

Essen Sie langsam. Damit keine Hast aufkommt, nehmen Sie den nächsten Bissen erst dann vom Teller, wenn Sie den vorherigen zu Ende gekaut und heruntergeschluckt haben.

Essen Sie nichts, bevor die vorangegangene Mahlzeit völlig verdaut ist. Der komplette Verdauungsvorgang dauert in der Regel drei bis sechs Stunden. Wer währenddessen immer wieder Zwischenmahlzeiten einlegt, begünstigt die Entstehung von Ama. Wenn Sie unbedingt zwischendurch etwas essen müssen, suchen Sie sich etwas Leichtes aus, zum Beispiel Obst oder ein kleines Glas Fruchtsaft.

Geben Sie Mahlzeiten mit frisch gekochten Speisen den Vorzug. Die meisten Leute glauben, daß sie mit Rohkost leichter abnehmen. Gegen einen gewissen Anteil an Rohkost im Ernährungsplan ist zwar nichts einzuwenden, aber gekochte Speisen sind im allgemeinen leichter verdaulich und bilden weniger Ama. Ihre Mahlzeiten sollten also vorzugsweise aus bekömmlichen, ausgeglichenen, schmackhaften und frisch gekochten Speisen bestehen. Aufgewärmtes ist oft recht schwer und daher nicht so leicht verdaulich, so daß auch hier die Entstehung von Ama begünstigt wird.

Bleiben Sie nach dem Essen noch ein paar Minuten ruhig sitzen. Auf diese Weise kann die Verdauung zwanglos ihr Werk beginnen. Außerdem zeugt es von Respekt gegenüber dem Akt des Essens und den Stoffwechselvorgängen, die dadurch in Gang gesetzt wurden. Auch wenn Ihr Beruf eigentlich erfordert, daß Sie in aller Eile essen, ist der Zeitaufwand für eine kurze, entspannende Pause unmittelbar nach dem Essen durchaus sinnvoll. In diesen wenigen Augenblicken kommt eine entscheidende Veränderung Ihrer Einstellung zum Essen und zu Ihrer Gesundheit überhaupt zum Ausdruck. Und schließlich:

Widmen Sie jede Woche ein oder zwei Mahlzeiten dem Einüben einer Haltung, die ich »meditatives Ernährungsbewußtsein« nennen möchte. Dies ist eine Technik, bei der durch die Willenskraft ein positiver Einfluß auf die Verdauung und den Stoffwechsel ausgeübt wird. Das können Sie am besten, wenn Sie allein sind. Bei dieser Technik muß man sehr langsam und bewußt essen. Jeder Augenblick soll dabei als *beabsichtigt* erlebt werden.

Beginnen Sie, indem Sie die Speisen betrachten und sich die Absicht zur Betrachtung der Speisen bewußt machen. Nehmen Sie den Duft der Speisen wahr, indem Sie sich bewußt dieser Wahrnehmung öffnen. Kosten Sie den Geschmack eines jeden Bissens mit voller Absicht vollständig aus. Wir haben uns alle daran gewöhnt, hastig und beiläufig zu essen, wie man eine Telefonnummer wählt. Der Ayurveda lehrt uns: »Ein Mensch, der in Unkenntnis ißt, kann jegliche Speise in Gift verwandeln.« Wenn Sie jedoch jede Woche eine oder zwei Mahlzeiten sehr bedächtig und ganz bewußt zu sich nehmen, verbessert sich allmählich Ihre gesamte Einstellung zur Ernährung Ihres Körpers. Es ist von entscheidender Bedeutung, das meditative Ernährungsbewußtsein einzuüben und es beherrschen zu lernen.

Anmerkung: Manche der Techniken zur Entfaltung der körpereigenen Intelligenz mögen zu Beginn eine gewisse Anstrengung erfordern. Das ist häufig der Fall, wenn es darum geht, liebgewordene, aber gesundheitsschädliche Gewohnheiten abzulegen, wie beim Essen fernzusehen oder Zeitung zu lesen. Diese Unsitten verstellen uns den Blick auf unsere Eßgewohnheiten, produzieren Ama im Organismus und erschweren das Abnehmen beträchtlich.

Die folgende Checkliste soll Ihnen dabei helfen, die Techniken zur Förderung der körpereigenen Intelligenz in Ihr Tagesprogramm aufzunehmen.

Machen Sie jedesmal, wenn Sie etwas essen, einen Eintrag in die Checkliste – gleichgültig, ob es sich um eine volle Mahlzeit handelt, oder nur um einen Imbiß. Auf diese Weise können Sie verfolgen, wie Sie mit der Anwendung der Techniken vorankommen. Fangen Sie mit den einfachen Techniken an, sofern Ihnen andere Techniken zunächst zu schwierig vorkommen. Übernehmen Sie jede Woche eine neue Technik, bis Sie schließlich alle im Programm haben.

Checkliste für die Techniken zur Förderung der körpereigenen Intelligenz

Tragen Sie jede Mahlzeit in die Checkliste ein. Setzen Sie in den kleinen Kreis mit der Nummer 1 das Kreuzchen für

Checkliste	Mo	Di	Mi	Do	Fr	Sa	So
In beruhigender und geräuscharmer Umgebung gegessen	① ② ③ ④	① ② ③ ④	① ② ③ ④	① ② ③ ④	① ② ③ ④	① ② ③ ④	① ② ③ ④
Zum Essen an den Tisch gesetzt	① ② ③ ④	① ② ③ ④	① ② ③ ④	① ② ③ ④	① ② ③ ④	① ② ③ ④	① ② ③ ④
Nicht wütend oder ärgerlich beim Essen	① ② ③ ④	① ② ③ ④	① ② ③ ④	① ② ③ ④	① ② ③ ④	① ② ③ ④	① ② ③ ④
Bei Sättigungsstufe 6 aufgehört zu essen	① ② ③ ④	① ② ③ ④	① ② ③ ④	① ② ③ ④	① ② ③ ④	① ② ③ ④	① ② ③ ④
Kalte Speisen und Getränke gemieden	① ② ③ ④	① ② ③ ④	① ② ③ ④	① ② ③ ④	① ② ③ ④	① ② ③ ④	① ② ③ ④
Nicht beim Kauen geredet	① ② ③ ④	① ② ③ ④	① ② ③ ④	① ② ③ ④	① ② ③ ④	① ② ③ ④	① ② ③ ④
Gemächlich gegessen	① ② ③ ④	① ② ③ ④	① ② ③ ④	① ② ③ ④	① ② ③ ④	① ② ③ ④	① ② ③ ④
Erst dann gegessen, als die vorherige Mahlzeit vollständig verdaut war	① ② ③ ④	① ② ③ ④	① ② ③ ④	① ② ③ ④	① ② ③ ④	① ② ③ ④	① ② ③ ④
Frisch gekochte, ausgeglichene Mahlzeit verzehrt	① ② ③ ④	① ② ③ ④	① ② ③ ④	① ② ③ ④	① ② ③ ④	① ② ③ ④	① ② ③ ④
Nach dem Essen noch ein paar Minuten ruhig sitzengeblieben	① ② ③ ④	① ② ③ ④	① ② ③ ④	① ② ③ ④	① ② ③ ④	① ② ③ ④	① ② ③ ④

die Techniken, die Sie bei der ersten Mahlzeit des Tages angewandt haben. Wenn Sie eine der genannte Technik nicht angewendet haben, bleibt der entsprechende Kreis frei. Es sind Kreise für die Eintragung von vier Mahlzeiten und Imbissen vorgesehen.

Wenn Sie diese Techniken in Ihren Tagesablauf aufnehmen, wird das Essen für Sie zu einem bewußten Vorgang. Gleichzeitig rücken damit das Leben selbst und der unmittelbare Augenblick in den Mittelpunkt Ihrer täglichen Erlebnisse. Das erhöht Ihre Freude nicht nur am Essen, sondern an allem, was Sie tun.

In diesem Kapitel haben Sie einige wirkungsvolle Methoden kennengelernt, mit denen man die Verdauungsfunktion unterstützen kann. Mit diesen Techniken können Sie dafür sorgen, daß die Nahrung zum Aufbau von lebensnotwendigem Körpergewebe dient und nicht in nutzloses Fett umgewandelt wird. Im nächsten Kapitel geht es nun um nähere Einzelheiten zum Thema Ernährung. Sie werden erfahren, welche Nahrungsmittel Ihnen wirklich dabei helfen, das Fett aus Ihrem Körper zu vertreiben.

5 WIE SIE ABNEHMEN, OHNE ZU HUNGERN

Eine strenge Diät mit Kalorienzählen und einer drastischen Verringerung der Nahrungsaufnahme kann tatsächlich dazu führen, daß Sie zu- statt abnehmen. Das gilt besonders auf lange Sicht. Nur etwa 20 Prozent der Personen, die mit einer Diät abgenommen haben, können das auf diese Weise erreichte Gewicht länger als ein Jahr lang halten. Außerdem ist – wie bereits erwähnt – ein wiederholtes Zu- und Abnehmen gesundheitlich bedenklicher als das Übergewicht als solches.

Ein weiteres Problem bei Schlankheitskuren sind die widersprüchlichen Informationen, die zu diesem Thema im Umlauf sind. Der Bevölkerung wurde zum Beispiel jahrelang gepredigt, daß mehrfach ungesättigte Fettsäuren lebensrettend wirken könnten und ein langes Leben garantieren würden. Inzwischen ist dieser Zusammenhang bei weitem nicht mehr so eindeutig. Es hat sich sogar herausgestellt, daß bestimmte Krebsarten durch mehrfach ungesättigte Fettsäuren gefördert werden. In den letzten Jahrzehnten sind viele Leute von Butter auf Margarine umgestiegen, um für ihren Cholesterinspiegel etwas Gutes zu tun. Aus einer im »New England Journal of Medicine« im Sommer 1990 veröffentlichten Untersuchung ging jedoch hervor, daß Margarine nicht nur den gesamten Cholesterinspiegel erhöht, sondern auch ausgerechnet die sogenannten HDL (Lipoproteine von hoher Dichte), also das »gute Cholesterin«, vermindert. Auch wollte man uns glauben machen, daß kleine Päckchen mit hoch eiweißhaltigem Brausepulver die Antwort auf alle Gewichtsprobleme wären. Andere versichern, der Schlüssel sei in ihrem neuesten Diätbuch zu finden.

Sollen wir nun mehr Kohlehydrate zu uns nehmen oder weniger? Keinen Fisch oder ausschließlich Fisch? Es gibt Dutzende von Beispielen für Dinge, von denen es zunächst hieß, sie seien gut für uns, und die sich dann als schädlich herausgestellt haben.

Der größte Unterschied zwischen unserem modernen Ernährungsverständnis und der ayurvedischen Anschauung liegt darin, daß sich die moderne Ernährungslehre lediglich mit der stofflichen Zusammensetzung unserer Nahrung beschäftigt. Die biochemische Betrachtungsweise der Ernährung geht jedoch an einigen sehr menschlichen Fragestellungen vorbei: Was ist mit der Befriedigung? Wie steht's mit dem Vergnügen? Was ist mit dem gefühlsmäßigen oder gar dem seelischen Gewinn, den wir erfahren, wenn wir das, was wir essen, genießen? Schon die bloße Vorstellung vom Diäthalten legt nahe, daß solche Aspekte des Essens wenig zählen und daß dem Körper tatsächlich besser beizukommen sei, wenn er durch eine drastische Beschränkung der Nahrungsaufnahme *bestraft* werde.

Der Körper antwortet aber auf Unterdrückung mit Rebellion – mit starken Hungergefühlen, mit einem herabgesetzten Stoffwechsel und sogar mit Krankheit. Diäten, die Ihrem Organismus Streß zumuten, indem sie ihm die Befriedigung seiner natürlichen Bedürfnisse versagen, fordern diese Rebellion geradezu heraus. Es ist ein Aufbegehren im ganzen Körper, bis hinab auf die Ebene jeder einzelnen Zelle.

Wenn solche Diäten die Bedürfnisse des Körper-Geist-Systems komplett übergehen, werden sie vom Ayurveda grundsätzlich abgelehnt. Wir müssen statt dessen wieder zum Prinzip des Ausgleichs zurückfinden. Wenn Sie Ihren Konstitutionstyp kennen und ihm gerecht zu werden verstehen, sagt Ihnen Ihr eigener Körper, wie groß Ihr Eßbedürfnis ist, wann Sie essen sollten und welche Speisen für Sie am bekömmlichsten sind. Das ist die Basis einer umfassenden Diät, die sämtlichen Bedürfnissen von Körper, Geist und Seele gerecht zu werden vermag.

Der Ayurveda beschäftigt sich also nicht nur mit der stofflichen Seite der Nahrung. Hier wird auch in Rechnung gestellt, daß von allem, was wir als Nahrung aufnehmen, eine viel tiefgreifendere Wirkung auf uns ausgeht. Die Beeinflussung geschieht über das Bindeglied zwischen Körper und Geist, das wir Intelligenz nennen. Der Ayurveda lenkt unsere Aufmerksamkeit auf die grundlegende Ebene der Intelligenz und macht damit deutlich, daß der springende Punkt bei Übergewicht in der Art der Umsetzung der Nahrung durch unseren Organismus liegt: Wie hoch ist der Nahrungsanteil, der zu Körperfett wird, anstatt als Energie verbrannt zu werden? Bei einer Ernährung, die nicht Fett und Ama, sondern Energie erzeugt, können wir auf das Kalorienzählen verzichten.

KAPHA-AUSGLEICHENDE ERNÄHRUNG

Wie wir in den vorangegangenen Kapiteln gesehen haben, ist Kapha das Dosha, das für die Gestalt des Körpers und die Stabilität des Organismus verantwortlich ist. Bei übergewichtigen Menschen ist fast immer das Kapha aus dem Lot geraten, wobei sich die anderen Doshas möglicherweise ebenfalls nicht im Gleichgewicht befinden. Das exakte Ernährungssystem des Ayurveda untersucht jeden Umweltfaktor, und natürlich auch sämtliche Nahrungsmittel, auf ihren Einfluß auf Vata, Pitta und Kapha. Von bestimmten Nahrungsmitteln wissen wir, daß sie das Kapha im Organismus verringern können. Der Stoffwechsel wird durch sie tatsächlich so beeinflußt, daß er Energie an Stelle von Fett erzeugt. Wenn Sie diese Nahrungsmittel in Ihren Speiseplan aufnehmen, werden Sie Ihr Idealgewicht erreichen und halten können, und das ohne Kalorienzählen oder eine strapaziöse Diät. Sie sollten sich die untenstehende Liste immer wieder einmal durchlesen und sich mit ihr vertraut machen, aber es sei dazu bemerkt, daß Sie diese Hinweise nicht strengstens befolgen müssen. Sie sollten lediglich versuchen, diese Nahrungsmittel möglichst oft und regelmäßig in Ihren Speiseplan aufzunehmen. Und da sie dazu beitragen, die Ausgeglichenheit wiederherzustellen, werden Sie außerdem feststellen, daß Sie sie mit Genuß essen.

NAHRUNGSMITTEL, DIE KAPHA VERMINDERN:

Bevorzugen Sie allgemein leichte, trockene und warme Mahlzeiten. Essen Sie oft pikante, bittere und herbe Speisen.

BESONDERE EMPFEHLUNGEN

Milchprodukte: Fettarme Milch ist besser. Kochen Sie die Milch ab, bevor Sie sie trinken – das macht sie besser verdaulich. Lassen Sie die Milch etwas abkühlen, und trinken Sie sie, solange sie noch warm ist. (Kalte Milch steigert Kapha.) Zu einer vollständigen Mahlzeit und zu sauren oder salzigen Speisen sollten Sie keine Milch trinken; sie ist dadurch schwerer verdaulich. Wenn Sie Vollmilch verwenden, fügen Sie vor dem Kochen ein bis zwei Prisen Gelbwurz oder Ingwer bei, um die Kapha-Eigenschaften dieser Milch noch stärker zu dämpfen.

Obst: Leichte Obstsorten wie Äpfel und Birnen sind gut geeignet. Auch Granatäpfel, Preiselbeeren und Persimonen kommen in Frage.

Süßmittel: Honig eignet sich ausgezeichnet zur Minderung von Kapha.

Bohnen: Sämtliche Bohnensorten sind erlaubt.

Getreide: Gerste, Mais, Hirse, Buchweizen und Roggen sind am besten, da sie zu den leichten Sorten zählen.

Gewürze: Es können sämtliche Gewürze verwendet werden, außer Salz, da es Kapha-steigernd wirkt.

Gemüse: Alle Gemüse sind gut. Die folgenden Gemüse sind zur Reduzierung von Kapha besonders geeignet: Radieschen, Spargel, Auberginen, grüne Blattgemüse, Rote Bete, Brokkoli, Kartoffeln, Kohl, Rosenkohl, Blumenkohl, Möhren, Kürbis, Salat, Sellerie.

Fleisch und Fisch (für Nichtvegetarier): Weißes Hühner- oder Puterfleisch ist am besten, ebenso Fisch.

PRAKTISCHE RATSCHLÄGE ZUR WIEDERHERSTELLUNG DER AUSGEGLICHENHEIT

Wenn sich bei einem Menschen überflüssige Pfunde angesammelt haben, gibt es eine ganze Reihe sehr wirksamer Methoden, um die Ausgeglichenheit wiederherzustellen. Ausgesprochen effektvoll ist dabei die verflüssigte Nahrung. Ich möchte Ihnen empfehlen, einmal in der Woche einen Tag mit *Flüssigkost* einzulegen. Das hat nicht nur den Vorteil, daß Sie sich an diesem Tag besonders leicht ernähren; dadurch wird außerdem unmittelbar Ama ausgeschieden und die Verdauung wird gefördert.

Die Flüssigkost ist eine äußerst wirksame Ergänzung Ihrer Lebensgewohnheiten. Legen Sie einmal in der Woche einen Tag mit Flüssigkost ein, und zwar so lange, bis alle überflüssigen Pfunde geschwunden sind. *Und nicht vergessen:* Weder ist dies eine Fastenkur, noch müssen Sie dazu mit Eiweiß angereicherte Trinklösungen oder ähnliches kaufen. Sie können alles zu sich nehmen, was Sie mögen, es muß nur zuerst verflüssigt werden. Frische und vollwertige Lebensmittel sind allerdings am besten geeignet, denn es handelt sich ja um eine Reinigungskur zur Ausscheidung von Ama.

Versuchen Sie aber nicht, zum Beispiel eine Pizza, Lasagne oder Fleisch im Mixer zu verflüssigen. Sehr gut geeignet sind dagegen Suppen, Kräutertees, frisches Obst, Gemüsesäfte, warme Milch und mit Wasser angesetzter Getreidebrei. Von wenigen Lebensmitteln abgesehen, kann man alles, was man mag, zusammen mit etwas warmer Flüssigkeit in den Mixer geben. Sie können von dieser Flüssigkost oder anderer flüssiger Nahrung während des Tages so oft etwas zu sich nehmen, wie Sie mögen. Manche Leute stellen fest, daß sie sich auch dann noch absolut wohl und leistungsfähig fühlen, wenn sie ausschließlich frische Obstsäfte trinken. Andere dagegen brauchen eine etwas gehaltvollere Ernährung auf der Grundlage von Getreide oder Gemüse. Richten Sie sich ganz nach Ihren persönlichen Bedürfnissen. Wenn Sie diese Kur richtig anwenden, werden Sie sich energiegeladen und locker fühlen. Wer allerdings Jogging oder einen anderen anstrengenden Ausgleichssport betreibt, wird das Training an den Tagen nach der Flüssigkost vielleicht etwas mäßiger angehen wollen.

Die zweite Technik, die ich Ihnen vorstellen möchte, ist sehr gut dazu geeignet, Ama wirkungsvoll aus dem Organismus zu entfernen. Obwohl es ein sehr einfaches Verfahren ist, gehört es dennoch zu den wichtigsten Bestandteilen in einem ayurvedischen Programm zum Abnehmen. Man braucht dabei nur im Lauf des Tages regelmäßig ein paar Schluck *heißes Wasser* zu trinken.

Weiter oben habe ich bereits erwähnt, daß Ama eine klebrige Masse ist. Genauso, wie Sie fettiges, klebriges Geschirr mit heißem Wasser spülen, können Sie mit heißem Wasser auch das Ama nach und nach aus dem Organismus auswaschen. Um diese Wirkung zu erreichen, müssen Sie sich allerdings an ein bestimmtes Vorgehen halten.

Zum einen muß das Wasser sehr heiß sein – so heiß, daß Sie zuerst etwas blasen müssen. Wenn Sie Heißes zunächst nicht so gut trinken können, machen Sie sich keine Sorgen. In ein paar Tagen haben Sie sich daran gewöhnt.

Zum zweiten kommt es weniger auf die Menge des getrunkenen Wassers an als darauf, wie oft Sie es trinken. Die beste Wirkung stellt sich ein, wenn man ungefähr alle halbe Stunde ein paar Schlucke nimmt. Wenn Ihnen das zu viel ist, dann sollten Sie doch mindestens jede Stunde zwei Schlucke heißes Wasser trinken. Wenn Sie mögen, können Sie auch wesentlich mehr trinken, aber nehmen Sie mindestens alle dreißig bis sechzig Minuten ein bis zwei Schlucke. Im Lauf des Tages können Sie auch etwas anderes trinken, aber auf das heiße Wasser, das Sie am besten morgens in eine Thermoskanne füllen, sollten Sie nie verzichten. Nach ein paar Tagen werden Sie sich dadurch so ruhig und ausgeglichen fühlen, daß Sie sich jedesmal schon darauf freuen.

In den ersten Wochen der Heißwasserkur werden Sie vielleicht etwas häufiger zur Toilette gehen müssen. Das kommt daher, daß Ihr Körper damit begonnen hat, sich selbst auszuwaschen, um die Giftstoffe und Verunreinigungen zu entfernen. Es zeigt ein machtvolles Geschehen an. Nach ein paar Wochen geht die Harnausscheidung wieder auf das normale Maß zurück, aber das Ama wird auch weiterhin aus Ihrem Organismus ausgeschieden.

SELBSTUMWANDLUNG DURCH RICHTIGES ESSEN

Hier sind noch einige weitere Vorschläge zur Ernährung, die ich Ihnen ans Herz legen möchte. Sie können damit in Ihrem Organismus eine Wandlung in Gang setzen, so daß er nicht mehr bei jeder Mahlzeit Fett speichert, sondern die Nahrung in Energie, Vitalität und Ojas umsetzt.

Geben Sie *Huhn und Fisch* gegenüber rotem Fleisch den Vorzug. Überhaupt sollten Sie versuchen, an einigen Tagen der Woche vollkommen ohne Fleisch auszukommen. Rotes Fleisch erhöht Kapha und führt eher als andere Nahrungsmittel zur Bildung von Ama.

Experimentieren Sie mit Gerichten, die viel *frisch gegartes Gemüse und Getreide* enthalten. Probieren Sie einmal ein paar neue Kochrezepte aus. Vielleicht werden Sie dadurch angeregt, diese wichtigen Bestandteile der Ernährung öfter zu verwenden. Ziehen Sie bei der Auswahl der Gemüse- und Getreidesorten die Liste der Kapha-vermindernden Nahrungsmittel (s. S. 100–101) zu Rate. Und denken Sie daran: Je frischer die Zutaten, desto mehr Ojas enthalten sie. Frisches Obst und Gemüse ist besser als tiefgefrorenes, und Tiefkühlkost ist besser als Konserven.

Warme Mahlzeiten sind bekömmlicher als kalte Gerichte. Essen Sie zu Mittag keine belegten Brote, sondern lieber etwas Warmes: statt Thunfischsalat gegrillten Fisch, statt Eis einen warmen Apfelstrudel.

Ingwer hat eine starke Kapha-ausgleichende Wirkung. Es fördert außerdem die Verdauung und die Ausscheidung von Ama. Verwenden Sie frischen oder gemahlenen Ingwer in Ihrer Küche. Es gibt Ingwerspezialitäten, die man zur Anregung der Verdauung vor den Mahlzeiten zu sich nehmen kann.:

Eingelegter Ingwer: Reiben Sie von einer frischen Ingwerwurzel eine kleine Menge ab. Fügen Sie etwas frisch gepreßten Zitronensaft und eine Prise Salz hinzu. Vor jeder Mahlzeit nimmt man davon ein bis zwei Löffelspitzen (je nach Geschmack).

Ingwersaft: Ein etwa zwei Zentimeter langes Stück Ingwer wird geschält und in Scheibchen geschnitten. Im Mixer wird der Ingwer mit vier Eßlöffel Wasser zu Saft geschlagen. Süßen Sie mit Honig, und trinken Sie ein paar Minuten vor dem Essen einen kleinen Schluck.

Ingwertee: Hierzu brauchen Sie gemahlenen Ingwer. Geben Sie eine Tasse Wasser in einen Stieltopf, fügen eine Prise gemahlenen Ingwer bei und bringen das Ganze zum Aufkochen. Wenn der Tee etwas abgekühlt ist, trinken Sie ihn in kleinen Schlucken vor dem Essen. Die Menge des gemahlenen Ingwer kann nach und nach bis auf einen achtel Teelöffel erhöht werden.

Gewürze machen die Nahrung besser verdaulich und hemmen die Bildung von Ama. Zu den besonders bekömmlichen Gewürzen zählen Kümmel, Gelbwurz, Kardamon, Zimt, Nelken, Senfkörner und schwarzer Pfeffer. Alle diese Gewürze reduzieren Kapha, regen den Stoffwechsel an und fördern die Umsetzung der Nahrung in Energie – statt in Fett.

Kapha-Typen fällt es oft schwer, *weniger Süßigkeiten* zu essen. Halten Sie aber versuchsweise einmal eine Woche lang eine zuckerarme oder sogar zuckerfreie Ernährung durch, und Sie werden feststellen, daß Sie energiegeladener sind und auch mit dem zwanghaften Verlangen nach Süßigkeiten besser fertig werden. Im vorletzten Kapitel dieses Buches (»Naschsucht und Völlerei ade«) werden Sie erfahren, daß nicht nur Zucker, sondern auch Nahrungsmittel wie Brot oder Teigwaren »süß« sind. Diese Geschmacksrichtung gehört natürlich auch zur ausgewogenen Ernährung, aber wenn man abnehmen will, sollte man sie weitgehend meiden. Das einzige Süßmittel mit Kapha-reduzierenden Eigenschaften ist Honig. Man muß jedoch wissen, daß man laut Ayurveda niemals mit Honig kochen oder den Honig erhitzen soll, da ansonsten Ama entsteht.

Tiefkühlkost jeglicher Art reizt das Kapha, und es ist deshalb besser, darauf zu verzichten. Ein genereller Verzicht auf Fett ist dagegen nicht erforderlich. Mandelöl, Maisöl, Rapsöl und Sonnenblumenöl können gut verwendet werden. Olivenöl ist ebenfalls empfehlenswert.

Wenn man ein Kapha-Typ ist, muß man das *Essen in Restaurants* sorgfältig aussuchen. Im allgemeinen ist es schwer abzunehmen, wenn man vorwiegend in Restaurants essen geht. Neuerdings hat man der orientalischen Küche zwar ihren hohen Fettgehalt angelastet, aber wenn Sie dort keine Fleisch-, sondern Gemüsegerichte bestellen, sind die besseren Restaurants dieser Art immer noch eine gute Wahl.

Generell geht die ayurvedische Empfehlung dahin, *alle Nahrung zu kochen*, weil sie dadurch leichter verdaut und verwertet werden kann. Kleine Mengen von rohem Gemüse und Salaten heben allerdings die Leistungsfähigkeit des Verdauungstraktes. Essen Sie diese Dinge einfach je nach Ihrem Geschmack und Bedürfnis. Das gleiche gilt auch für rohes Obst.

Erfrischungsgetränke, besonders die kalorienarmen Sorten, stellen bei vielen Schlankheitsdiäten einen wesentlichen Teil der Tagesration dar. Auf den Verdauungsprozeß wirkt sich die Kohlensäure in diesen Getränken jedoch störend aus. Sie erzeugt Ama und verzerrt unser natürliches Hungergefühl, wodurch es zu unregelmäßigen und irreführenden Körpersignalen kommt. Trinken Sie deshalb so wenig wie möglich kohlensäurehaltige Erfrischungsgetränke. Am besten verzichten Sie ganz darauf. Anfangs werden Sie sie vielleicht vermissen, aber nach einigen Wochen werden Sie sich ohne diese Getränke weitaus wohler fühlen. Trinken Sie statt dessen Wasser oder frische Fruchtsäfte.

Auf *Fertiggerichte* sollten Sie weitgehend verzichten. Mahlzeiten aus frisch gekochten Speisen vermitteln die lebendige Intelligenz der Natur. Fertignahrung ist im allgemeinen alt und leblos – ohne *prana* (Lebenskraft), wie es im Ayurveda heißt. Sie haben vielleicht schon bemerkt, daß die Natur selbst für die Verpackung der Nahrung sorgt. Jede dieser Verpackungen verkörpert einen anderen Aspekt der Intelligenz der Natur. Denken Sie nur an die gelbe Verpackung der Banane, oder an die leuchtende Verpackung einer Orange – und wie sich im Inneren die köstlichen und einmaligen Eigenschaften der Intelligenz der Natur auftun. Solche Fertignahrung sollte in Ihrer Ernährung allerdings nicht fehlen!

Bemühen Sie sich, auf starke Genußmittel wie *Koffein und Alkohol* zu verzichten. Die meisten Leute greifen zu diesen Mitteln als Ausgleich, wenn sie müde oder aus dem Lot geraten sind. Eine aufbauende Wirkung haben diese Stoffe jedoch nicht. Langfristig verschärfen sie nur den Zustand, den sie eigentlich beheben sollten.

Die *Sättigungsschwelle*, also der Punkt, an dem das Bedürfnis zu essen befriedigt ist, kann bei vielen Menschen dadurch vorverlegt werden, daß man zuerst etwas Süßes ißt. Wenn Sie also die Mahlzeit mit dem Nachtisch beginnen, ist es gut möglich, daß Sie allein schon deshalb schneller satt sind. Natürlich sollte man dann zum Abschluß der Mahlzeit nicht noch einen zweiten Nachtisch essen!

KRÄUTER HELFEN BEIM ABNEHMEN

Man kann leicht auf den Gedanken kommen, daß es für jedes Wehwehchen auch eine Pille gibt. Von Kopfschmerzen bis zu Herzkrankheiten, für alles werden unentwegt neue Medikamente entwickelt und mit aggressiven Methoden an die Ärzte und an die Allgemeinheit verkauft. So kann es nicht überraschen, daß die Regale sämtlicher Apotheken von Schlankheitspillen überquellen.

Die meisten Leute, die mit ihrem Gewicht kämpfen, machen eine Phase durch, in der sie ihr Problem mit den Mitteln der Chemie zu lösen versuchen. Das mag zwar für die Pharmaindustrie begrüßenswert und gewinnbringend sein, aber es kann auch verheerende Folgen für die geistige und körperliche Gesundheit des Konsumenten haben.

Kurz gesagt: *Mit Schlankheitspillen werden Sie Ihr Idealgewicht niemals erreichen*! Viele dieser Medikamente sind nichts anderes als Entwässerungsmittel, die nur dadurch zu einem scheinbaren Gewichtsverlust führen, daß sie dem Körper Wasser entziehen. Bei den meisten Leuten haben diese sogenannten Diuretika beträchtliche Nebenwirkungen. Überhaupt führen Schlankheitspillen samt und sonders eher zu Depressionen und

Angstzuständen als zu einer dauerhaften Lösung des Gewichtsproblems.

Die ayurvedische Einstellung zu Arzneimitteln unterscheidet sich überhaupt sehr stark von unserer westlichen Anschauung. Die im Ayurveda empfohlenen Kräuterpräparate können eigentlich überhaupt nicht als Arzneien im herkömmlichen Sinn bezeichnet werden. Die meisten Tabletten, die von westlichen Ärzten verschrieben werden oder in den Apotheken über den Ladentisch gehen, sind künstlich hergestellte, hochkonzentrierte Stoffe, die vom Körper als Fremdmaterial behandelt werden. Man kann zwar nicht abstreiten, daß industriell hergestellte Arzneimittel bei der Behandlung vieler akuter Erkrankungen eine wichtige Rolle spielen. Aber gegen einen chronischen Zustand wie das Übergewicht, der sich aus der körperlichen Verfassung des einzelnen ableitet, können sie wenig ausrichten. Kräuterpräparate dagegen leisten bei Schlankheitskuren oft hervorragende Dienste, und das ohne die schädlichen Nebenwirkungen der konventionellen Mittel.

Nach dem Ayurveda sind Kräuter in Wirklichkeit das Bindeglied zwischen dem Körper des jeweiligen Menschen und dem Gesamtzusammenhang der Welt, ja, sogar des Universums selbst. Kräuter sind ihrem Wesen nach eine Vergegenständlichung von *Licht*. In der Photosynthese wird die Strahlungsenergie der Sonne in die Gegenständlichkeit der Pflanze umgewandelt. Wenn man die Pflanzenwelt in Form von Kräutern in sich aufnimmt, verschafft man sich in unmittelbarer Weise Zugang zu den Kräften des Universums. Man kommt im wörtlichen Sinn in Berührung mit der Quelle allen Lebens. Bei jeder Anwendung eines Kräuterpräparates sollte man sich über diesen tiefen Zusammenhang im klaren sein. Die westliche Medizin macht uns weis, daß wir nur einfach eine

Pille in den Mund zu stecken brauchten, und schon würden all unsere Beschwerden verschwinden. Im Ayurveda weiß man jedoch, daß jeder Stoff, der in den Körper aufgenommen wird, viel tiefgreifendere Wirkungen hat, die von den einzelnen ein weit höheres Maß an bewußter Wahrnehmung erfordern.

Die herkömmlichen Arzneimittel werden üblicherweise nach ihrer chemischen Zusammensetzung oder Molekülstruktur eingeteilt. Die Beschreibung der ayurvedischen Kräuter ist weniger kompliziert: Hier geht es um den Geschmack, die wärmenden oder kühlenden Eigenschaften der Kräuter und ihre Wirkungen auf die Verdauung. Niemand käme auf die Idee, den Geschmack einer Aspirintablette oder gar einer Schlankheitspille für wichtig zu halten. Und doch ist es eine Tatsache, daß der Geschmack eines jeden Stoffes einen unmittelbaren Einfluß auf das Nervensystem und den gesamten Körper ausübt und sich in bestimmter Weise auf die drei Doshas auswirkt. Manche Kräuter lassen im Körper Hitze entstehen, was – in der Begriffswelt der Doshas – das Pitta steigert und die Verdauung beschleunigt, während andere Kräuter kühlen und erfrischen, wodurch Pitta beruhigt, Vata und Kapha jedoch verstärkt werden. Es liegt auf der Hand, daß auch das Körpergewicht von diesen Eigenschaften der Kräuter unmittelbar beeinflußt wird.

Als Teil einer umfassenden Therapie, die den Menschen auf allen Ebenen – mit Körper, Geist und Seele – wieder ins Lot bringen soll, sind ayurvedische Kräuterpräparate auch beim Abnehmen sehr nützlich. Die körperlichen Anlagen und die Ernährungsbedürfnisse sind zwar bei jedem Menschen anders, dennoch haben sich bestimmte Kräuterzusammenstellungen beim Abnehmen generell als wirkungsvoll erwiesen (Bezugsquellen für diese Kräuterpräparate finden Sie im Anhang dieses Buches):

AYURVEDISCHE KRÄUTERPRÄPARATE

Haritaki: Es bringt übermäßiges Vata zum Abklingen. Übergewicht entsteht zwar für gewöhnlich durch aus dem Lot geratenes Kapha, aber auch das Vata-Dosha kommt als Ursache für das Problem in Frage, wenn es sich als Folge von Blockaden im Organismus angereichert hat. Neben Übergewicht können so auch andere Verdauungsstörungen entstehen, wie Blähungen, Gasbildung und Verstopfung.

Amalaki: Es verjüngt das Gewebe, lindert Störungen des Verdauungssystems und stabilisiert Blutzuckerschwankungen, die sich als ungesunde Eßlust äußern können. Im Sanskrit heißt Amalaki soviel wie Pflegerin oder Mutter. Dieses Kraut ist eines der wirkungsvollsten Heil- und Pflegemittel der gesamten ayurvedischen Medizin.

Bibihitaki: Es verflüssigt und vertreibt Kapha-Ansammlungen aus dem Verdauungstrakt. Es ist auch als starkes, aber unbedenkliches Abführmittel verwendbar.

Vidanga: Ein wichtiges Mittel gegen Ama. Es reinigt das Verdauungssystem von hemmenden Rückständen und wirkt gut gegen Blähungen und Sodbrennen. Besonders wirksam ist es, wenn das Übergewicht eine Folge von unausgeglichenem Pitta ist, was sich durch Heißhunger und die daraus folgende Neigung zum Vollstopfen äußert.

Katuka: Es wird oft gegen Fieber verschrieben. Seine Wirksamkeit gegen Giftstoffe unterstützt jedoch auch die Auflösung von Ama.

Brahmi: Es beruhigt den Geist und die Nerven. Es entfaltet eine besonders günstige Wirkung bei psychisch bedingter Eßsucht, bei der typischerweise ein suchtartiges Verlangen nach Süßigkeiten und anderen Formen von Kohlehydraten zu beobachten ist.

Guggul: Es sorgt für den Abbau von Fett und Giftstoffen. Es kann zwar auch appetitanregend wirken, verschärft das Gewichtsproblem aber keineswegs: Guggul steigert speziell das Verlangen nach gesunden Nahrungsmitteln, das den Appetit auf »Dickmacher« wie fett- oder zuckerreiche Kost ersetzt.

Chitrak: Es bremst Übersäuerung und stützt die Verdauung. Daneben führt es zu einer besseren Verwertung der aufgenommenen Nahrung im Körper und beugt auf diese Weise einer trägen Verdauung und Ansammlungen von Ama vor.

Kräuterpräparate eignen sich besonders gut zur Verminderung von Kapha, das ja bei vielen Gewichtsproblemen die eigentliche Ursache ist. Die meisten Kräuter schmecken bitter, herb oder scharf und sind dadurch ein ausgezeichnetes Gegenmittel gegen das Verlangen nach Süßigkeiten, der üblichen Begleiterscheinung von unausgeglichenem Kapha. Kräuterpräparate sind allemal unbedenklicher und wirksamer als sämtliche auf dem Markt erhältlichen Schlankheitspillen.

GESUNDE ERNÄHRUNG OHNE MÜHE

Viele Leser denken vielleicht folgendes: All diese Vorschläge, wie man seine Ernährung umstellen sollte – das ist ein bißchen zuviel verlangt für den Anfang. Sie sollten sich aber vor Augen halten, daß diese Vorschläge auf Gedanken beruhen, die den natürlichen Grundregeln entsprechen, an die Sie sich ohnehin schon längst hätten halten sollen. Wenn Sie diese Regeln beherzigen, nehmen Sie nicht nur ab, sondern Sie gewinnen auch noch all jene Eigenschaften, für die das Wort Ojas steht: Das Gefühl körperlicher Leichtigkeit, Energie in Hülle und Fülle, einen gesunden Appetit, eine hervorragende Verdauung, bessere Widerstandskräfte gegen Krankheiten, größere Körperkräfte und eine höhere Ausdauer – und, was das Wichtigste ist, das Gefühl von wirklichem Glück.

Wenn Sie erst einmal gemerkt haben, wie gut Ihnen dieses Programm bekommt, wird Ihnen das Weitermachen keinerlei Mühe bereiten. Sie werden sogar im Gegenteil gar nicht mehr davon lassen können. Falls es Ihnen zu schwierig erscheint, gleich alles auf einmal in die Tat umzusetzen, sollten Sie sich zunächst auf die Dinge konzentrieren, die für Ihr Leben und für Ihre gegenwärtige Situation am wichtigsten sind – sie werden Ihnen auch am leichtesten fallen. Wenn sich die ersten Erfolge zeigen, können Sie all das übernehmen, was Sie am Anfang noch ausgelassen haben.

6 FIT BLEIBEN OHNE MÜHE

Wir sind dafür gemacht, körperlich aktiv zu sein. Der Impuls, sich körperlich zu bewegen, ist eine ganz natürliche menschliche Regung. Bei Babies und Kindern kann man das ganz besonders gut beobachten. Sie sind andauernd in Aktion, und das oft nur aus reiner Lust an der Bewegung. Es ist durchaus möglich, sich diese Freude an der körperlichen Betätigung ein Leben lang zu erhalten. Wenn Sie diesen Bewegungsdrang jedoch nicht mehr spüren und Ihr Leben hauptsächlich im Sitzen verbringen, dann haben Sie sich von der Natur entfernt. Die Ursache dieser Entfremdung ist ein gestörtes Gleichgewicht, das die natürliche Vitalität in Ermüdung umwandelt und die Antriebskraft untergräbt.

Diese Unausgeglichenheit muß jedoch nicht zu einem Dauerzustand werden. In diesem Kapitel erfahren Sie, wie man durch die Anwendung einfacher ayurvedischer Prinzipien die Bewegungslust des Körpers systematisch wiedererwecken kann – und Sie werden erleben, was für eine Wohltat das für Sie bedeutet!

Welchen Zweck hat körperliche Ertüchtigung eigentlich? Charaka, einer der ersten Ayurveda-Ärzte, hat gesagt: »Körperliche Übungen verleihen uns Leichtigkeit und Helligkeit, Arbeitskraft, Festigkeit, Geduld in Schwierigkeiten, die Verminderung von Unreinheiten, sowie die Stärkung von Verdauung und Stoffwechsel.« Aber Charaka weist gleich danach auf die klassische ayurvedische

Aufforderung zum Maßhalten hin: Jeder sollte sich körperlich bewegen, aber zuviel ist genauso schädlich wie zuwenig.

Mit anderen Worten: Wenn Ihnen etwas gut bekommt, dann heißt das noch lange nicht, daß Ihnen mehr davon noch besser bekommt! Ein wirksames Trainingsprogramm muß von den jeweiligen Bedürfnissen des einzelnen getragen sein. Eine übertriebene sportliche Aktivität erhöht das Risiko für Bluthochdruck, Arthritis und Herzerkrankungen. Einige Länder Osteuropas haben aus diesem Grund Normalisierungsprogramme für ihre Olympiasportler eingeführt, da der allgemeine Gesundheitszustand bei diesen Athleten schlechter war als bei der übrigen Bevölkerung. In den USA ist die Lebenserwartung von Berufssportlern geringer als die des durchschnittlichen Amerikaners, der damit rechnen kann, weit über 70 Jahre alt zu werden. Ein berufsmäßiger Football-Spieler hat eine Lebenserwartung von unter 60 Jahren. Es spricht also vieles dagegen, extrem viel Sport zu betreiben.

Nach ayurvedischem Verständnis sollte durch Körpertraining Energie, Stärke und Vitalität erzeugt und nicht aufgebraucht werden. Wenn Sie sich beim Ausgleichssport wiederholt überanstrengt und erschöpft fühlen, läuft etwas falsch.

DER AUSGLEICHSSPORT: IRRTÜMER UND NÜTZLICHE TIPS

Wir wollen uns einmal die drei falschen Annahmen, die in bezug auf den Ausgleichssport am weitesten verbreitet sind, im einzelnen ansehen.

Erster Irrtum: Viele Leute treiben nur gelegentlich oder überhaupt nie Sport. Fehlende körperliche Betätigung ist für die Gesundheit sehr bedenklich. Wir wissen aus Untersuchungen, daß die Genesung von Krankenhauspatienten, die völlig bewegungslos den ganzen Tag im Bett verbringen, deutlich langsamer fortschreitet als bei Patienten, die sich körperlich betätigen, und sei es auch nur, daß sie kurz aufstehen und in ihrem Zimmer herumgehen. Natürlich gibt es außerhalb von Krankenhäusern kaum jemand, der völlig bewegungslos seine Tage verbringt. Dennoch haben viele von uns – körperlich gesehen – so gut wie gar keinen Nutzen von ihrem täglichen Bewegungspensum, da es eher nebenbei und nicht besonders regelmäßig abgewickelt wird.

Der Nutzen körperlicher Anstrengung ergibt sich vor allem aus der Regelmäßigkeit und weniger aus der Dauer oder Intensität. Dieser Punkt kann nicht genug betont werden. Einmal die Woche um den Block zu spazieren oder auch zu laufen ist praktisch ohne jeden Nutzen für den Organismus. Macht man diesen Gang jedoch täglich, und längere Spaziergänge zwischendurch, dann wird sich die Stoffwechseltätigkeit meßbar verbessern – und das kann sich durchschlagend auf das Körpergewicht auswirken. Viele Leute haben sich daran gewöhnt, die Sache nur unter dem Blickwinkel der Kalorien zu betrachten. Sie glauben, daß eine kurze, aber intensive Trainigsanstrengung das Abnehmen fördere, weil so eine große Menge von Kalorien in relativ kurzer Zeit verbrannt wird. Aber auch bei härtestem Training ist die dabei verbrauchte Kalorienmenge für das Abnehmen ohne Belang. Man müßte schon stundenlang joggen, um auch nur den Kaloriengehalt eines einzigen Steaks zu verbrennen. Man nimmt aber nicht ab, wenn man eine Milchmädchenrechnung über »Kalorien pro Minute« aufmacht. Der wahre Schlüssel hierfür liegt in einer Umstellung des Stoffwechsels, die auch dann, wenn man nicht gerade trainiert, die Körperfunktionen in einem »höheren Gang« laufen läßt. Das wird erreicht durch ein regelmäßiges Trainingspensum, das den Körper fordert, aber nicht überfordert.

Ein zweiter häufig begangener Fehler ist es, Übungen zu machen, die für den jeweiligen Körpertyp ungeeignet sind. Die Natur folgt ihrer eigenen machtvollen Logik, und die Wirkungsweise dieser Logik kann völlig anders aussehen, als man gemeinhin annimmt. Es klingt beispielsweise vernünftig, daß extrem übergewichtige Menschen auch besonders intensiv trainieren müßten, nach dem Motto: Ein großes Problem erfordert auch eine große Anstrengung. Aber so ist das keineswegs. Ein Mensch mit starkem Übergewicht sollte sich besser ein *leichtes, aber langfristiges Trainingsprogramm* zulegen. Nur so kann der Organismus eines solchen Menschen dazu gebracht werden, das Fett zu verbrennen. Untersuchungen haben gezeigt, daß bei kurzen Aktivitätsschüben nur Kohlehydrate verbrannt werden. Um Fett zu verbrennen, ist ein längeres und andauerndes Training erforderlich. Und was noch wichtiger ist: Auf jemanden, der völlig außer Form ist, kann der Versuch, wie ein Hochleistungssportler zu trainieren, nur entmutigend wirken – und das um so mehr, je länger die erhofften Resultate auf sich warten lassen.

Der dritte weitverbreitete Fehler liegt darin, das Training zu übertreiben. Zuviel vom Körper zu verlangen ruft Risiken auf den Plan, die von Muskelzerrungen bis zum Herzanfall reichen. Aber von den möglichen körperlichen Folgen einmal abgesehen, verursacht ein zu hartes Training gerade jenen Streß, den man tunlichst vermeiden sollte. Körperliche Bewegung soll eine Freude sein und niemals eine Plackerei. Für viele zielorientierte, hochdisziplinierte Menschen mag das unverständlich klingen, denn die Devise »ohne Fleiß kein Preis« dürfte ihrer Karriere im allgemeinen kaum geschadet haben. Der Ayurveda lehrt uns aber, daß sich unter Streß keine wohltuende Wirkung auf den Körper entfalten kann. Der Mensch ist eben tatsächlich ein Körper-Geist-Wesen. Was dem einem Bereich des Organismus wohltut, darf nicht gleichzeitig für den anderen eine Strafe sein.

TRAINING UND AYURVEDA

Viele Leute glauben, daß die Beziehung zwischen körperlichem Training und Abnehmen sich in einer einfachen Gleichung erschöpft: Man vergleicht einfach die Menge der aufgenommenen Kalorien mit der Anzahl der Kalorien, die im Training und bei anderen Tätigkeiten verbraucht wurden. Schlankheitskuren, die auf derlei Zahlenspielen beruhen, haben aber noch nie zu einem dauerhaften Gewichtsverlust geführt. Außerdem bietet dieser Ansatz keine Erklärung für eine vielfach beobachtete Erscheinung: Manche übergewichtigen Personen halten sich streng an eine extrem kalorienarme Diät und nehmen trotzdem nicht wesentlich ab. Wie wir schon gesehen haben, erklärt sich diese Erscheinung dadurch, daß sich der Stoffwechsel neu einreguliert, um den Organismus vor dem Verhungern zu schützen. Je weniger man also ißt, desto langsamer arbeitet der Stoffwechsel und desto schneller nimmt man zu.

Sobald Sie damit anfangen, sich regelmäßig körperlich zu bewegen, geben Sie dem Körper auf der quantenmechanischen Ebene ein neues Signal: Von nun an wollen Sie ein aktiver, energiegeladener und vitaler Mensch sein!

Sie machen sich selbst die Mitteilung, daß Sie ab jetzt durch körperliche Aktivität Ihre bereits vorhandenen Energiequellen anzapfen wollen. Es gibt mehrere Möglichkeiten, wie Ihr Organismus darauf reagiert. Es hängt von Ihrem Körpertyp ab und von der Art des Ausgleichssport, den Sie betreiben. Ihr Körper kann die Verbrennung seines Fetts einleiten, was schließlich Ihr Ziel ist, aber vielleicht greift er auch nur auf den Blutzucker zurück, um damit einen kurzzeitigen Energiebedarf abzudecken. Indem wir aber den richtigen Ausgleichssport mit einer geeigneten Ernährungsweise kombinieren – auch dieses sind Signale, die wir unserem Körper auf der quantenmechanischen Ebene zukommen lassen – können wir unsere biologischen Thermostate so einstellen, daß das Fett leichter verbrannt und die Nahrung in lebenspendende Energie umgesetzt wird. Das kann eine dramatische Änderung unseres Lebensgefühls mit sich bringen. Viele Menschen fühlen sich durch regelmäßigen Ausgleichssport wie ausgewechselt. Das betrifft nicht das Körpergewicht, sondern auch das Aussehen und das Befinden.

Ayurvedisch gesehen, liegt das ganze Geheimnis darin, daß man die Doshas kennt und richtig mit ihnen umgeht, namentlich mit dem Kapha-Dosha. Körperliche Betätigung bedeutet Bewegung und wirkt sich dadurch dämpfend auf Kapha aus. Wir müssen aber darauf achten, den richtigen Ausgleichssport zu wählen, damit wir bei unserem Bemühen, Kapha zu dämpfen, nicht gleichzeitig vor lauter Streß Vata verstärken oder aus dem Lot bringen. Es gibt geeignete Ausgleichsübungen, die diesen Anforderungen gerecht werden. Dazu zählen insbesondere solche Übungen, die als *neuromuskuläre Integrationsübungen* bezeichnet werden, also Übungen, die dazu geeignet sind, Bewegungsapparat und Nervensystem in Einklang zu bringen. Durch neuromuskuläre Integration werden alle drei Doshas gleichzeitig ins Lot gebracht. Diese Übungen, die aus der Tradition des Yoga abgeleitet sind, kommen nicht nur unserem Körper zugute, auch das Zusammenspiel von Körper und Geist wird durch sie gefördert.

Um es noch einmal zu wiederholen: Wenn man sich sportlich betätigt, sollte man stets daran denken, daß Übungen nicht anstrengend sein müssen, um etwas zu bewirken. Im Gegenteil: Bei den meisten Menschen wirken sich anstrengende Übungen eher negativ aus. Die Sportbegeisterung ist groß in unserer Gesellschaft. Andauernd sieht man Sportler im Fernsehen, sei es bei Wettkämpfen, in Spielfilmen oder in der Werbung. Als Vorbilder für die Gestaltung unseres eigenen Trainingsprogramms taugen diese hochtrainierten Einzelerscheinungen jedoch nicht.

Hier sind ein paar praktische Leitlinien für ein gesundes Übungsprogramm, das für alle Konstitutionstypen gleichermaßen geeignet ist:

Generell gilt, daß man seine Leistungsfähigkeit nur zu 50 Prozent ausschöpfen sollte. Auch wenn Sie 20 Bahnen schwimmen können – hören Sie nach 10 Bahnen auf. Wenn Sie 50 Kilometer radeln können, lassen Sie es nach 25 gut sein. Unsere Leistungsgrenze entspricht immer der Gesamtenergie, die im Organismus zum jeweiligen Zeitpunkt verfügbar ist. Wir wollen schließlich nicht unsere ganze Energie verausgaben, sondern zusätzliche Energie erzeugen. Hören Sie also bei etwa 50 Prozent auf. An diesem Punkt sollten Sie sich immer noch wohl und energiegeladen fühlen, niemals überanstrengt und müde. Bei regelmäßigem Training verbessern sich Ihre Kondition und damit auch Ihre Höchstleistung ohnehin, so daß die Hälfte dieses Werts ebenfalls größer wird.

Der Ayurveda empfiehlt regelmäßiges Training, am be-

sten an allen sieben Tagen der Woche. Viele Intensivprogramme raten dazu, nur an drei oder vier Tagen in der Woche zu trainieren. Der Grund dafür ist, daß diese Gewaltkuren an sich schon die ganze Energie verbrauchen, die der Organismus aufbringen kann. Diese Programme erzeugen Streß und müssen deshalb Erholungspausen vorsehen, damit das Ganze wieder von vorn beginnen kann. Aber irgendwann streikt der Körper, und mit dem Programm ist es vorbei. Das Training an sich sollte ein Vergnügen sein, sonst hört man bald wieder damit auf, egal wie viele Erholungspausen eingebaut sind. Wenn es keinen Spaß macht, lassen die Leute die Sache ganz einfach sein. Zur Erinnerung: Im Gegensatz zu der Devise »ohne Fleiß kein Preis« lautet das ayurvedische Prinzip: »Der höchste Preis kommt ohne Fleiß«.

Achten Sie auf die Atmung und das Schwitzen. Es sind Gradmesser für Ihre Anstrengung. Im allgemeinen sind keuchender Atem und starkes Schwitzen ein Zeichen dafür, daß man sich zuviel zumutet. Sie sollten keine Übungen machen, die so anstrengend sind, daß Sie dabei nicht mehr mit geschlossenem Mund atmen können. Wenn Sie feststellen, daß Sie beim Training keuchend durch den Mund atmen, dann sollten Sie entweder weniger hart trainieren, oder sich auf einen leichteren Ausgleichssport verlegen. Achten Sie auf Ihre Atmung; sie sollte langsam und tief sein. An der Art, wie Sie atmen, können Sie am besten erkennen, ob eine Übung für Sie die richtige ist.

Es gibt zwei ausgezeichnete ayurvedische Übungen, die sich auf die Atmung konzentrieren. Sie heißen *bhastrika pranayama* und *kapalabhati*. Bei der ersten Übung arbeiten die Bauchmuskeln wie ein Blasebalg (der in Sanskrit eben Bhastrika heißt). Die Atmung erfolgt ausschließlich durch die Nase. Deshalb sollten Sie diese Übung nicht machen, wenn Sie erkältet sind, oder wenn die Nasennebenhöhlen aus irgendeinem Grund verstopft sind.

Für diese Übung setzen Sie sich aufrecht auf den Boden oder auf einen Stuhl. Die Arme liegen eng am Körper und sind nach oben stark angewinkelt, so daß die zur Faust geschlossenen Hände sich etwa in Schulterhöhe befinden. Sobald Sie diese Ausgangsposition eingenommen haben, atmen Sie durch die Nase einmal tief ein- und aus. Während Sie erneut tief einatmen, werden die Arme senkrecht nach oben geführt. Sobald sie ganz ausgestreckt sind, öffnen Sie die Fäuste und spreizen die Finger. Dann werden Arme und Fäuste unter schnellem Ausatmen durch die Nase wieder herunter in die Ausgangsstellung gebracht. Die Handflächen zeigen immer nach vorne. Die Übung soll möglichst gleichmäßig erfolgen; jeder Durchgang dauert jeweils etwa eine Sekunde. Insgesamt sollten zwei- bis dreimal je fünfzehn Durchgänge gemacht werden.

Eine weitere Atemübung ist Kapalabhati. Diese Übung regt die Lunge und das Herz-Kreislaufsystem genauso stark an wie Joggen, das ja wahrhaft kein leichter Ausgleichssport ist. Kapalabhati zielt jedoch vor allem darauf ab, den Körper von Stoffwechselgiften zu befreien. Für jeden, der gerade dabei ist abzunehmen und dessen Stoffwechsel vielleicht noch nicht mit voller Kraft arbeitet, ist dieser Effekt von größtem Nutzen. Darüber hinaus beschleunigt Kapalabhati den Herzschlag auch ohne Bewegung der großen Muskelgruppen unseres Körpers. Diese Übung ist deshalb besonders geeignet für Menschen, deren Kondition für die üblichen Sportarten nicht ausreicht.

Bei dieser Technik wird kurz und kräftig ausgeatmet, gefolgt von einem passiven Einatmen. Setzen Sie sich zunächst mit geradem Rücken auf den Boden oder auf einen Stuhl. Die Schultern werden nach hinten genommen. Die Bauchmuskulatur sollte sich frei bewegen können. Bei Kapalabhati ist die korrekte Haltung sehr wichtig, weil man sonst nicht mit völlig entspannter Bauchmuskulatur einatmen kann.

Wenn Sie die richtige Haltung eingenommen haben, atmen Sie ruhig durch die Nase ein und aus, bis sich ein gleichmäßiger Rhythmus von tiefen Atemzügen eingestellt hat. Spannen Sie nun beim Ausatmen die Bauchmuskeln ruckartig und kräftig an, wobei die Luft durch die Nase ausgestoßen wird. Dieses Ausatmen sollte möglichst vollständig und in einem einzigen kurzen und kräftigen Schnauben geschehen.

Dann wird die Bauchmuskulatur entspannt, und es kommt zu einem völlig natürlichen Einströmen der Luft. Das Einatmen sollte sich völlig passiv vollziehen, ohne bewußtes Atemholen. Damit die Übung ihre volle Wirkung entfalten kann, sollten Sie das völlige Entspannen der Bauchmuskeln unmittelbar nach dem Einatmen etwas trainieren.

Atmen Sie bei den ersten Malen, wenn Sie diese Übung machen, ungefähr einmal pro Sekunde aus. Der Rhythmus kann dann auf zweimal pro Sekunde gesteigert werden. Versuchen Sie aber nicht, noch schneller zu werden. Während Sie sich mit der Übung vertraut machen, konzentrieren Sie sich darauf, beim Ausatmen die Lungen so vollständig wie möglich zu entleeren und beim Einatmen die Bauchmuskeln zu entspannen. Das ist das Entscheidende bei Kapalabhati, auf das es weitaus mehr ankommt, als auf die Geschwindigkeit, mit der man die Übung ausführt.

Sie können auch ein *mantra*, eine magische Formel, benutzen, um die Wirkung der Übungen noch zu steigern. Untersuchungen, bei denen die elektrischen Vorgänge im Gehirn gemessen und ein sogenanntes EEG erstellt wurde, haben gezeigt, daß gewisse geistige Zustände sich positiv auf die körperliche und seelische Gesundheit auswirken. Das gilt besonders für die Haltung der »entspannten Aufmerksamkeit«, die typischerweise während der Meditation beobachtet werden kann. Diese Haltung kann aber auch bei Körperübungen erreicht werden, indem man ein Mantra oder sich wiederholende Klangmuster benutzt.

Konzentrieren Sie sich auf Ihre Atmung und wiederholen Sie im Stillen, jedesmal wenn Sie einatmen, die Silbe »so«, beim Ausatmen die Silbe »hmmm«. Wenn Sie bei Ihren Übungen dieses Mantra benutzen, verschaffen Sie sich die wohltuende Wirkung von Meditation und körperlicher Betätigung zugleich.

Bedenken Sie: *Die beste Zeit für Körpertraining sind die Kapha-Perioden des Tages, also von 6 bis 10 Uhr und von 18 bis 22 Uhr.* Das hat seinen Grund darin, daß der Organismus während dieser Zeiträume kräftiger und belastbarer ist. Die besten Übungen für das Abnehmen erfüllen zwei Anforderungen: Sie gewährleisten eine beständige Aktivität ohne andauerndes Anfangen und wieder Aufhören. Außerdem werden auch die großen Muskelgruppen der unteren Körperhälfte belastet und nicht nur die Arme. Solche Übungen umschreibt der Begriff »Aerobic«. Aus diesen Gründen sind zum Beispiel Tennis und Golf wunderbar zur Entspannung geeignet, aber den Erfordernissen eines täglichen Trainingsprogramms werden sie nicht gerecht.

Wenn Sie diese Punkte beherzigen und Ihr tägliches Trainingsprogramm entsprechend aufbauen, können Sie viel gewinnen: Ihr Kopf wird immer klarer, eine verfeinerte Wahrnehmung prägt alle Ihre Sinne, und das Risiko für körperliche Verfallserscheinungen wie Bluthochdruck oder ein erhöhter Cholesterinspiegel sinkt. Was das Abnehmen betrifft, so ist jedoch das Beste daran, daß Sie Ihren Stoffwechsel auf diese Weise wieder auf seinen ursprünglichen Wert einstellen können: Der Körper verbrennt das Fett kontinuierlich und nicht nur dann, wenn Sie trainieren. Ein solcher Stoffwechsel ist charakteristisch für alle Menschen, die ein regelmäßiges Trainingsprogramm in ihren Tagesablauf aufgenommen haben. Hier liegt der grundsätzliche Unterschied zwischen denen, die wirklich »in Form« sind, und jenen, die immer nur herumhocken.

SPORT UND KONSTITUTIONSTYP

Zusätzlich zu den oben vorgestellten allgemeinen Grundregeln gibt es spezielle Trainingsempfehlungen, die auf den jeweiligen ayurvedischen Konstitutionstyp abgestimmt sind.

Der Kapha-Typ braucht von allen Konstitutionstypen die meiste körperliche Bewegung. Der Vata-Typ braucht am wenigsten und der Pitta-Typ liegt irgendwo dazwischen. Wenn Sie ein Zwei-Dosha-Typ sind, sollten Sie sich nach Ihrem Körperbau insgesamt richten. Wenn Sie groß, muskulös und athlethisch sind und Kapha eines Ihrer bestimmenden Doshas ist, sollten Sie sich in Hinblick auf Ihr Trainingsprogramm unter Kapha einordnen. Bei schwach ausgeprägter Muskulatur und zierlicherem Körperbau gehört man in die Kategorie Vata. Jeder, der dazwischen liegt, kann sich als Pitta betrachten.

Yoga, Aerobics und Jazzdance, Wandern und leichter Radsport sind für den Vata-Typ am besten geeignet. Aber Vata-Menschen müssen besonders vorsichtig sein: Zuviel Ausgleichssport kann das Vata aus dem Gleichgewicht bringen. Etwas mehr Krafteinsatz erfordern dagegen die für Pitta-Typen geeigneten Sportarten, zum Beispiel Skifahren, Gehen und Laufen, Wandern, Bergsteigen und Schwimmen. Für Kapha-Typen sind Laufen, Gewichtheben, Aerobics, Rudern und Tanzen zu empfehlen.

Das sind natürlich nur ein paar Beispiele für Sportarten, die gut für den jeweiligen Konstitutionstyp geeignet sind. Sie sollten sich dadurch nicht einschränken lassen. Wichtig ist vor allem, daß Sie etwas tun, das Ihnen Spaß macht. Wenn man am Sport keine Freude hat und sich trotzdem dazu zwingt, kommt es zur Ausschüttung von Hormonen wie Kortison, Adrenalin und Noradrenalin. Dadurch kann das Immunsystem geschädigt und andere Teile des Organismus belastet werden. Außerdem sträubt sich der Körper gegen widerwillig ausgeübte Sportarten, und ernsthafte Verletzungen können die Folge sein. Wenn man dagegen einen bestimmten Ausgleichssport mit Vergnügen betreibt, strahlt das auf den gesamten Organismus aus. Mit den Kindern zu spielen oder im Park Drachen steigen zu lassen, kann Ihnen mehr einbringen als ein ganzes, lustlos absolviertes Trainingsprogramm.

Wenn Sie allerdings an keiner Art von körperlicher Bewegung Freude haben, ist vermutlich Ihr Kapha aus dem Lot geraten. Sobald Sie dieses wieder reguliert und ins Gleichgewicht gebracht haben, werden Sie feststellen, daß es tatsächlich für jeden irgendeine körperliche Tätigkeit gibt, die Spaß macht, und daß nur das überschüssige Kapha für die Lethargie und Trägheit verantwortlich war. Steigern Sie Ihre Trainingsaktivitäten anfangs nur ganz allmählich, und beherzigen Sie dabei auch die früher genannten Hinweise zum Ausgleich des Kapha-Doshas. Wenn Sie dann erst einmal etwas kräftiger eingestiegen sind, wird auch der Spaß an der Sache nicht lange auf sich warten lassen.

Eine so schlichte Tätigkeit wie das Spazierengehen wird erstaunlicherweise allen genannten Anforderungen gerecht. Es ist eine der wirkungsvollsten Möglichkeiten, um dem Bedürfnis des Körpers nach Bewegung zu entsprechen. Das Gehen bekommt allen Konstitutionstypen sehr gut, wobei der ideale Belastungsgrad und das Tempo von Dosha zu Dosha variieren: Der Kapha-Typ wird ein kraftvolles Ausschreiten bevorzugen, während der Vata-Typ besser gemächlich und gleichmäßig daherschlendert. Morgens und abends eine halbe Stunde spazierenzugehen, wäre ein gutes Tagespensum. Wenn Sie dafür keine Zeit haben, sollten Sie wenigstens morgens einen flotten halbstündigen Spaziergang machen, oder zumindest drei Gänge von je zehn Minuten. Schon nach wenigen Tagen werden Sie eine Veränderung bemerken.

Im Ayurveda bedient man sich auch einiger Übungen, die aus der Tradition des Yoga kommen und die das Zusammenspiel der Muskeln mit den Nerven und der Atmung fördern. Das bedeutet, daß sie nicht nur auf die Muskeln, das Herz-Kreislaufsystem und auf den Stoffwechsel einwirken. Sie tragen auch dazu bei, Körper und Geist zu einer Einheit zu formen, und schaffen damit die Voraussetzungen für die vollkommene Gesundheit. Anleitungen für diese Übungen, die eine ausgezeichnete Ergänzung des täglichen Fitneßprogramms darstellen, finden Sie auf den folgenden Seiten. In meinem Buch »Die Körperseele« habe ich diese Übungen oder Yoga-Stellungen (*asanas*) ausführlicher beschrieben. Sie nehmen nur eine Viertelstunde täglich in Anspruch. Man kann zum Beispiel am Morgen den halbstündigen Spaziergang machen und am Abend diese speziellen Übungen.

DER SONNENGRUSS

Der Sonnengruß besteht aus zwölf Streck- und Beugeübungen, die das Einswerden von Körper, Geist und Atmung fördern. Er sorgt für die Geschmeidigkeit der Gelenke, trainiert die Wirbelsäule und stärkt sämtliche größeren Muskelgruppen des Körpers. Er schafft Ausgeglichenheit, Stabilität, Feinfühligkeit und Gelenkigkeit.

Was beim Sonnengruß zu beachten ist:

1. Man sollte den Sonnengruß erst drei Stunden nach dem Essen ausführen und danach bis zur nächsten Mahlzeit noch eine halbe Stunde warten. Wer andere Meditationsformen oder Yoga-Stellungen praktiziert, kann den Sonnengruß an den Anfang stellen.
2. Ein Durchgang des Sonnengrußes besteht aus zwölf Stellungen und wird im einzelnen weiter unten beschrieben. Machen Sie am Anfang nur so viele Durchgänge, wie Sie mühelos bewältigen können; steigern Sie die Zahl allmählich auf maximal zwölf. Nehmen Sie jede Stellung ohne Anstrengung ein. Wenn Sie außer Atem oder ins Schwitzen geraten, sollten Sie sich für ein paar Augenblicke hinlegen und ausruhen.
3. Verharren Sie in jeder Stellung ungefähr fünf Sekunden. Eine Ausnahme bildet die Acht-Punkte-Stellung (Position 6). Hier genügt eine Sekunde.
4. Bei den Stellungen des Sonnengrußes wird nach einem bestimmten Rhythmus aus- und eingeatmet. Das *Einatmen* erfolgt beim Strecken des Körpers, da es die Dehn- und Streckbewegungen der Wirbelsäule erleichtert. Das *Ausatmen* dagegen geschieht beim Beugen, damit der Körper sich leichter biegen, krümmen und zusammenfalten kann.

5. Die Reiterstellung (Position 4 und 9) kommt bei jedem Durchgang zweimal vor. Nehmen Sie dabei jedesmal das gleiche Knie nach vorne. Beim nächsten Zyklus wird dann das andere Knie benutzt. Bei jedem neuen Durchgang wird gewechselt. Man sollte stets eine gerade Zahl von Durchgängen machen, damit die beiden Körperhälften gleichmäßig belastet und trainiert werden.
6. Sie sollten die Übungen nicht hastig herunterspulen. Wenn Sie langsamer ausgeführt werden, entfalten sie ihren größten Nutzen. Ein Durchgang dauert etwa ein bis zwei Minuten.
7. Nach dem letzten Zyklus streckt man sich zwei Minuten lang auf dem Rücken aus. Die Arme liegen dabei neben dem Körper, die Handflächen weisen nach oben. Lassen Sie dabei die Aufmerksamkeit zwanglos auf Ihren körperlichen Gefühlen ruhen.
8. Achten Sie darauf, daß Sie sich nicht überdehnen. Die Abbildungen zeigen jede Stellung in ihrer optimalen Ausführung, doch Sie sollten sich nur so weit strecken, wie es Ihr Körper willig mitmacht. Die Geschmeidigkeit wächst im Laufe der Zeit. Auf keinen Fall dürfen während dieser Übungen Unbehagen oder gar Schmerzen auftreten. Wenn Ihnen eine Stellung schon im Ansatz unangenehm ist, lassen Sie sie aus. Wer Rückenbeschwerden hat, sollte den Rat seines Arztes einholen, bevor er sich an diese Übungen begibt.

WIE MAN EINEN ZYKLUS DES SONNENGRUSSES AUSFÜHRT

1. Die Grußstellung

Zu Beginn des Sonnengrußes stehen die Füße parallel nebeneinander. Das Gewicht ist gleichmäßig auf beide Beine verteilt. Legen Sie die Hände in Brusthöhe mit den Handflächen aneinander, und atmen Sie fünf Sekunden lang ruhig durch.

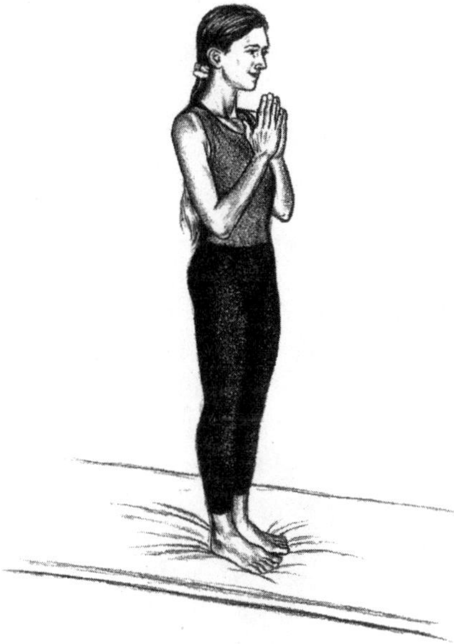

2. Armheben

Während Sie einatmen, heben Sie Ihre Hände unter leichter Dehnung der Wirbelsäule über den Kopf nach hinten und strecken sie aus.

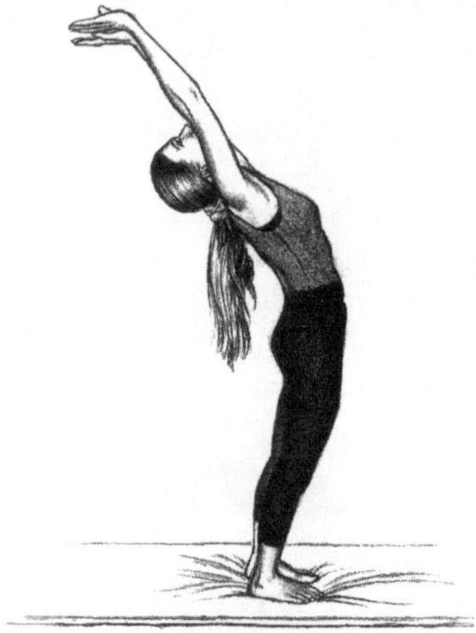

3. Fußfassen

Während Sie ausatmen, beugen Sie Ihren Körper vornüber, bis die Hände den Boden berühren. Die Knie müssen dabei nicht durchgestreckt bleiben.

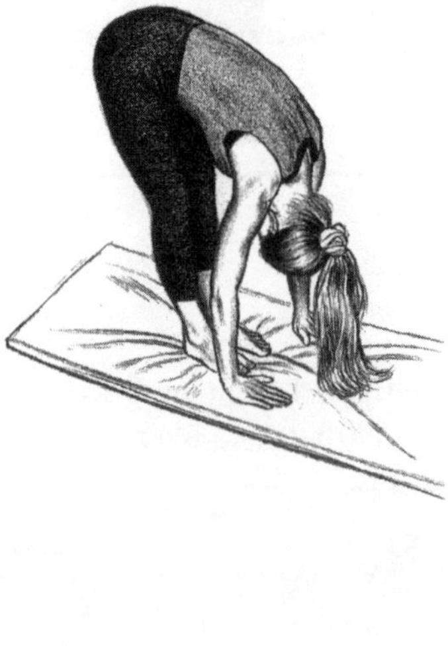

4. Die Reiterstellung

Beim Einatmen strecken Sie das linke Bein nach hinten aus und senken das linke Knie auf den Boden. Das rechte Knie winkeln Sie nach vorne ab; die rechte Fußsohle bleibt flach auf dem Boden. Strecken Sie Kopf und Hals nach oben.

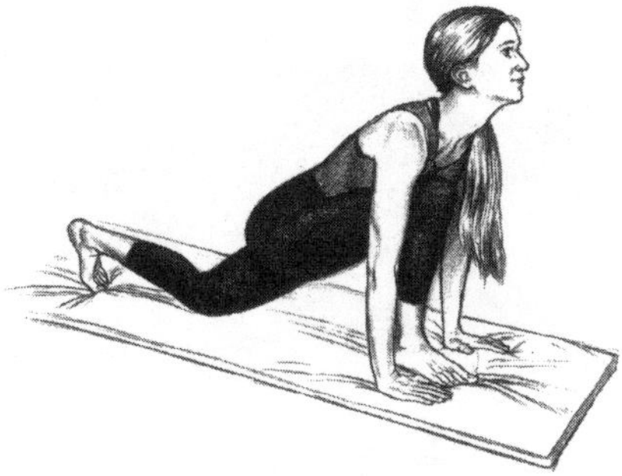

5. Die Bergstellung

Beim Ausatmen strecken Sie nun das rechte Bein nach hinten aus und stellen es neben das linke Bein. Das Gesäß wird dabei hochgehoben und bildet die Spitze eines umgekehrten V, das von Händen und Füßen ausgehend gleichmäßig nach oben zum Becken reicht.

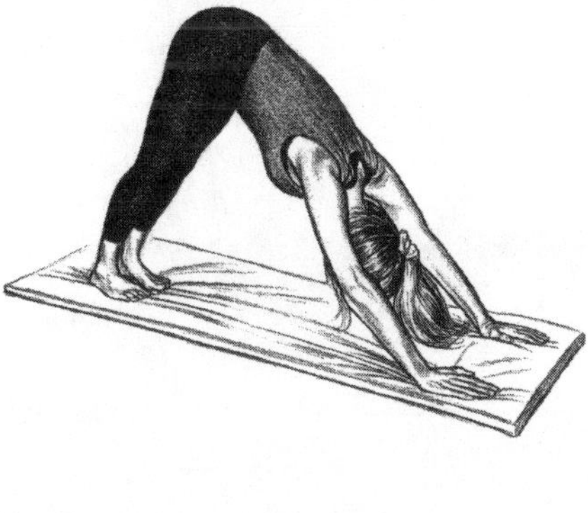

6. Die Acht-Punkte-Stellung

Beugen Sie jetzt behutsam die Knie, bis sie den Boden berühren. Senken Sie den Körper ab, bis Brust und Kinn nun ebenfalls den Boden berühren. Diese Stellung wird kurz für eine Sekunde gehalten, bevor man flüssig in die nächste Stellung übergeht.

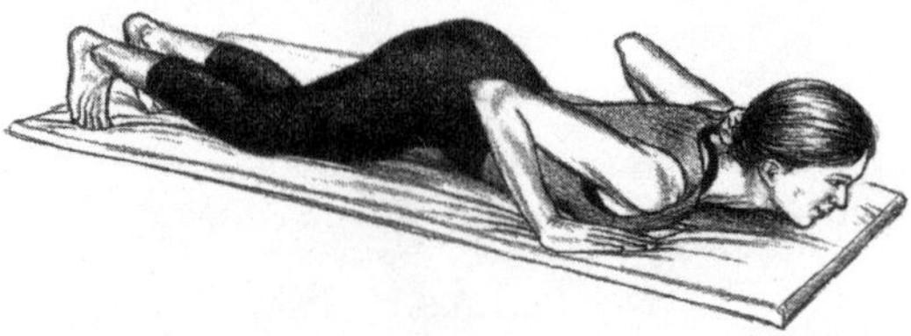

7. Die Kobra

Beim Einatmen heben Sie den Oberkörper und strecken Kopf und Brust nach vorn, während Sie die Hände auf den Boden stützen. Halten Sie die Ellbogen nahe am Körper, und strecken Sie den Kopf von der Wirbelsäule her nach oben. Achten Sie darauf, daß Sie diese Bewegung nicht mit dem Kopf beginnen und daß Sie Ihren Körper nicht vom Hals aus anheben.

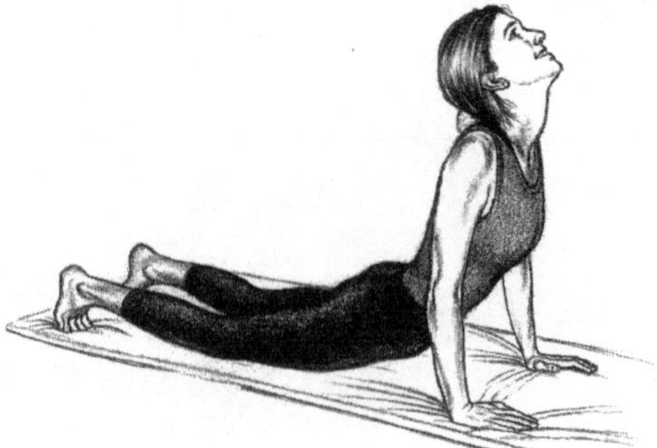

8. Bergstellung

Wiederholen Sie Position 5. Beim Ausatmen heben Sie Gesäß und die Hüften an.

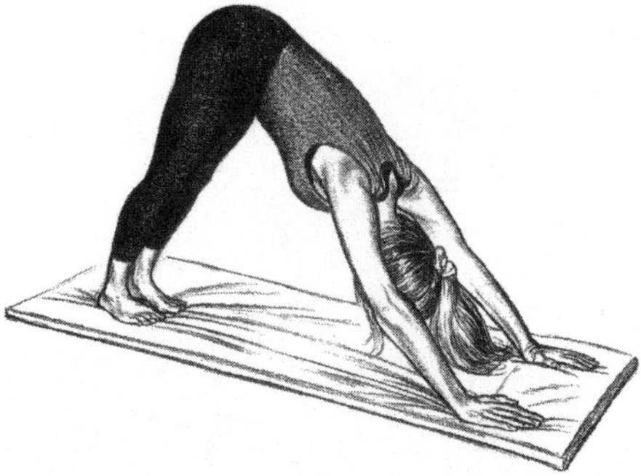

9. Reiterstellung

Wiederholen Sie Position 4. Atmen Sie ein, und stellen Sie das rechte Bein angewinkelt nach vorn zwischen die Hände. Das linke Bein bleibt nach hinten ausgestreckt, das Knie berührt den Boden. Das rechte Knie ist angewinkelt und der rechte Fuß steht mit der Sohle flach auf dem Boden.

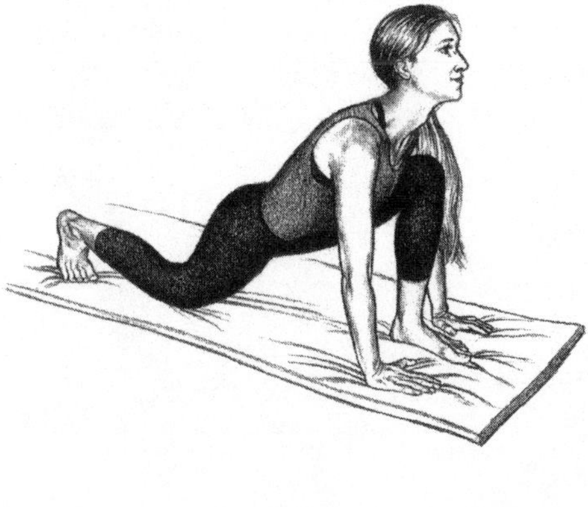

10. Fußfassen

Wiederholen Sie Position 3. Beim Ausatmen beugen Sie den Körper vornüber, bis die Hände den Boden berühren. Die Knie müssen dabei nicht durchgedrückt bleiben.

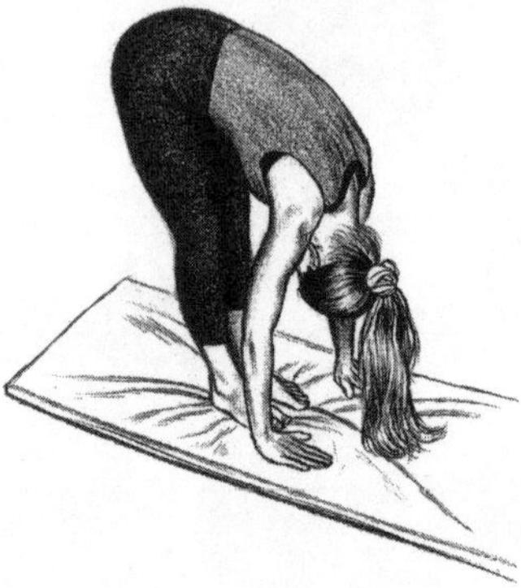

11. Armheben

Wiederholen Sie Position 2. Atmen Sie ein. Strecken Sie die Arme über den Kopf nach hinten aus und dehnen Sie dabei ohne Anstrengung die Wirbelsäule.

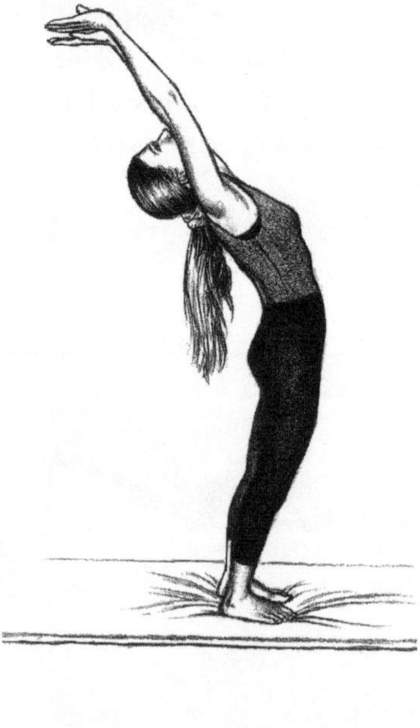

12. Grußstellung

Wiederholen Sie Position 1. Der Sonnengruß endet in der gleichen Weise, wie er begonnen hat. Die Hände sind vor der Brust gefaltet, die Handflächen liegen aneinander. Atmen Sie ungefähr fünf Sekunden lang in ruhigen Zügen.

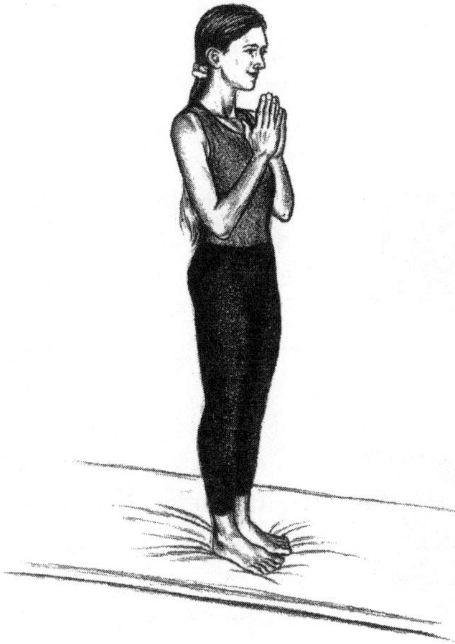

Sie können nun mit dem nächsten Durchgang beginnen. Position 12 entspricht dann Position 1 des neuen Zyklus. Beim nächsten Einatmen wechseln Sie in Position 2, das Armheben, über und wiederholen dann alle Bewegungen in flüssiger Abfolge.

PRANAYAMA

Diese einfache Atemübung mit der Bezeichnung *pranayama* wirkt ausgleichend auf den ganzen Körper. Der beste Zeitpunkt dafür liegt zwischen den Yoga-Übungen und der Meditation.

1. Setzen Sie sich bequem hin. Der Rücken ist möglichst gerade.
2. Schließen Sie die Augen und lassen Sie die *linke* Hand auf dem Oberschenkel oder dem Knie ruhen. Die Übung wird mit Daumen, Ring- und Mittelfinger der *rechten* Hand ausgeführt.
3. Verschließen Sie die rechte Nasenöffnung mit dem rechten Daumen. Beginnen Sie die Übung mit dem Ausatmen durch die linke Nasenöffnung, und atmen Sie dann links wieder ein, ohne sich dabei anzustrengen.
4. Verschließen Sie jetzt mit Ring- und Mittelfinger die linke Nasenöffnung. Atmen Sie langsam durch die rechte Nasenöffnung aus und leicht wieder ein.
5. Atmen Sie so fünf Minuten lang im Wechsel. Der Atem sollte ganz natürlich und ohne Anstrengung fließen. Er ist vielleicht etwas langsamer und tiefer als gewöhnlich.
6. Bleiben Sie nach der Übung noch eine Weile mit geschlossenen Augen still sitzen, während Sie ungezwungen und normal weiteratmen.

CHECKLISTE FÜR AYURVEDISCHE ÜBUNGEN

Lassen Sie sich in den nächsten beiden Wochen von der folgenden Checkliste für ayurvedische Übungen leiten. Sie soll Sie dabei unterstützen, die Übungen täglich und ohne Streß auszuführen.

Montag

Welche Übungen gemacht? ______________________________

____

Wie lange geübt? ____________________________________
Wie habe ich mich vor, während und nach der jeweiligen Übung gefühlt? (z.B. angeregt, energiegeladen oder müde)
Davor ____
Während ____
Danach ____

Dienstag

Welche Übungen gemacht? ______________________________

____

Wie lange geübt? ____________________________________
Wie habe ich mich vor, während und nach der jeweiligen Übung gefühlt? (z.B. angeregt, energiegeladen oder müde)
Davor ____
Während ____
Danach ____

Mittwoch

Welche Übungen gemacht? ______________________________

____

Wie lange geübt? ____________________________________
Wie habe ich mich vor, während und nach der jeweiligen Übung gefühlt? (z.B. angeregt, energiegeladen oder müde)
Davor ____
Während ____
Danach ____

Donnerstag

Welche Übungen gemacht? ______________________

____

Wie lange geübt? ______________________________

Wie habe ich mich vor, während und nach der jeweiligen Übung gefühlt? (z.B. angeregt, energiegeladen oder müde)

Davor ______________________________________

Während ____________________________________

Danach _____________________________________

Freitag

Welche Übungen gemacht? ______________________

____

Wie lange geübt? ______________________________

Wie habe ich mich vor, während und nach der jeweiligen Übung gefühlt? (z.B. angeregt, energiegeladen oder müde)

Davor ______________________________________

Während ____________________________________

Danach _____________________________________

Samstag

Welche Übungen gemacht? ______________________

____

Wie lange geübt? ______________________________

Wie habe ich mich vor, während und nach der jeweiligen Übung gefühlt? (z.B. angeregt, energiegeladen oder müde)

Davor ______________________________________

Während ____________________________________

Danach _____________________________________

Sonntag

Welche Übungen gemacht? ______________________________
____
Wie lange geübt? ____________________________________
Wie habe ich mich vor, während und nach der jeweiligen Übung gefühlt? (z.B. angeregt, energiegeladen oder müde)
Davor ____
Während ____
Danach ____

EINSCHÄTZUNG AM ENDE DER WOCHE

Veränderungen in meinem Geist und an meinem Körper, die ich seit Beginn der Übungen an mir bemerkt habe.

____
____
____
____
____
____
____
____
____
____
____
____
____
____
____
____
____
____

7 NASCHSUCHT UND VÖLLEREI ADE

Für viele Menschen, die eine Schlankheitskur machen, besteht die größte Schwierigkeit darin, mit der Naschsucht und dem zwanghaften Drang zu essen fertig zu werden. Beide Probleme können entstehen, wenn man sich über längere Zeit nach einem ungeeigneten Diätplan ernährt. Es kann aber auch an seelisch verankerten selbstschädigenden Gewohnheiten liegen.

Schlechte Eßgewohnheiten führen unweigerlich zur Nascherei, weil man am Ende einer Mahlzeit nicht wirklich gesättigt ist. Gleichgültig, wieviel man gegessen hat, man wirft anschließend noch einen Blick in den Kühlschrank und denkt dabei: »Ich habe eigentlich keinen Hunger mehr, aber irgend etwas Leckeres möchte ich trotzdem noch.« Eine ähnliche Neigung zum zwanghaften Essen beruht auf alten Gewohnheiten, die im Seelenleben verankert sind. Durch Essen werden bestimmte Stoffe freigesetzt, sogenannte Endorphine, die ein Gefühl des Wohlbehagens erzeugen. Deshalb versuchen viele Menschen, ihren Kummer mit Essen zu ersticken. Leider schaffen sie sich dadurch nur ein weiteres Problem zusätzlich zu den bereits vorhandenen, nämlich ein Eßproblem.

Ich bin mir durchaus bewußt, wie schwierig es für viele Menschen sein kann, den Empfehlungen in diesem Buch zu folgen. Ich glaube zwar, daß der Ayurveda für das Gewichtsproblem tiefgreifende und wirksame Lösungen bereithält, die Ihren Beifall finden werden, aber ich weiß auch, daß es seine Zeit braucht, wenn man sich eine Änderung der Lebensgewohnheiten vorgenommen hat. Deshalb lautet die wichtigste Empfehlung, die ich Ihnen geben kann: Haben Sie Geduld! – nicht nur mit dem ganzen Programm, sondern auch mit sich selbst. Nichts ist schädlicher, als bei jeder echten oder vermeintlichen Entgleisung in Selbstkritik zu verfallen. Wenn Sie einmal zuviel gegessen haben, machen Sie sich den eigentlichen Grund dafür klar: Sie suchen nach größerer Ausgeglichenheit und Befriedigung für den Körper und für das Leben überhaupt. Selbstkritik ist keine Hilfe. Folgen Sie einfach den nachstehenden Ratschlägen, und Sie werden erleben, wie nach und nach die Erfüllung in Ihrem Körper, Ihrem Geist und in Ihrer Seele Einzug hält.

DER GESCHMACK UND DIE GESCHMACKSRICHTUNGEN

Eine ausgeglichene Ernährung wird vom Ayurveda nicht nur nach dem Gehalt an Eiweiß, Fett, Kohlehydraten und so weiter beschrieben, sondern auch im Zusammenhang mit einer anderen wichtigen Eigenschaft, dem *Geschmack*. Jeder Bissen, der sich den Geschmacksknospen unserer Zunge darbietet, liefert den Doshas eine gewaltige Menge an Informationen. Der Ayurveda vertraut darauf, daß unser Organismus sehr wohl weiß, wie er mit diesen Informationen umzugehen hat, und überläßt deshalb eine ausgeglichene und natürliche Ernährung unserem Instinkt – wir brauchen uns über Ernährungsfragen also nicht den Kopf zu zerbrechen.

Der Ayurveda unterscheidet sechs Geschmacksrichtungen: süß, sauer, salzig, bitter, scharf und herb. Die ersten vier kennen Sie bestimmt, aber die restlichen zwei sind Ihnen vielleicht weniger vertraut. Alles, was pikant und pfeffrig ist, gehört in die Kategorie scharf. Herb ist jener Geschmack, bei dem sich der Mund zusammenzieht und trocken anfühlt, wie bei Granatäpfeln und bestimmten Bohnensorten.

Beispiele für die sechs Geschmacksrichtungen:

Süß:	Zucker, Honig, Reis, Teigwaren, Milch, Sahne, Butter, Weizen, Brot
Sauer:	Yoghurt, Käse, Essig, Zitronen, Zwetschgen, saures Obst überhaupt
Salzig:	Alle gesalzenen Nahrungsmittel
Scharf:	Chili, Cayennepfeffer, Ingwer, scharfe Gewürze überhaupt
Bitter:	Blattsalate wie Endivien, Chicorée, Romana-Salat; Tonic Water, Spinat und andere grüne Blattgemüse
Herb:	Bohnen, Linsen, Kohl, Kartoffeln, Granatäpfel, Äpfel, Birnen

BEFRIEDIGUNG BEIM ESSEN

Unser Körper kann süßen Geschmack noch bei einem Verdünnungsverhältnis von 1 : 200 wahrnehmen, Salz in einer Verdünnung von 1 : 400, sauer bei 2 : 130 000 und bitter in einer Verdünnung von 1 : 2 Millionen. Dieses ausgezeichnete Empfindungsvermögen wurde von der Natur entwickelt, damit die Nahrung zu unseren Doshas sprechen kann und damit wir unmittelbar spüren, was uns die Natur über die Bedürfnisse unserer Doshas zu sagen hat. Es ist kein Zufall, daß Untersuchungen bei Personen, die generell zuviel essen, eine erhöhte Geschmacksschwelle nachgewiesen haben. Das bedeutet, daß die Empfindlichkeit ihrer Geschmacksnerven im Vergleich zu den Personen, die nicht zuviel essen, herabgesetzt ist.

Der Stoffwechselumsatz wird sehr wohl vom Geschmack beeinflußt. Er kann durch bestimmte Gewürze um bis zu 25 Prozent verändert werden. Mit einer Ernährung, die in bezug auf alle sechs Geschmacksrichtungen ausgeglichen ist, kann die Naschsucht wirksam bekämpft werden. Das gilt auch dann, wenn das Naschen psychologische Ursachen hat, denn die Auswirkungen der Nahrung sind nicht nur körperlicher Art. Sie wirkt auch auf unseren Seelenzustand ein, auf die Einheit von Körper und Geist. Der Geschmack beeinflußt unsere Gefühlswelt ganz unmittelbar.

Man braucht nur an all die Ausdrucksweisen unserer Sprache zu denken, die sich auf Geschmackserlebnisse beziehen – zum Beispiel auf »süß«. Süßes verstärkt das Kapha-Dosha, und Kapha ist mit unserer Vorstellung eines angenehmen Wesens verbunden. Wir alle kennen Ausdrücke wie »süße Liebe«, »ein süßes Baby« und »süße Erinnerungen«.

Wenn die Doshas aus dem Gleichgewicht geraten, kann diese Süße jedoch ins Unangenehme, Besitzergreifende und Kleinliche umschlagen, und zuviel süße Nahrung begünstigt dieses Ungleichgewicht. Ganz ähnlich führt auch ein Übermaß von Saurem zu Unmut und Mißgunst (man ist *sauer* auf jemanden), während sauer in Maßen bekanntlich lustig macht. Die richtige Menge an Bitterem läßt eine erfrischende Wachheit aufkommen, aber Bitteres im Übermaß zehrt an der Befriedigung, die das Leben zu geben vermag. Wer sich grämt, dem gibt sein Dasein keine Befriedigung, und Gram ist bitter.

Jede der sechs Geschmacksrichtungen kann auf diese

Weise sowohl nach ihrem speziellen Gefühlswert als auch nach der entsprechenden körperlichen Empfindung eingeordnet werden.

SÄMTLICHE GESCHMACKSRICHTUNGEN MÜSSEN ZUM ZUGE KOMMEN

Versuchen Sie, in Ihrer Ernährung alle sechs Geschmacksrichtungen regelmäßig einzusetzen. Wahrscheinlich müssen Sie dafür erst ein bißchen mit verschiedenen Nahrungsmitteln und mit neuen Gewürzen herumexperimentieren. Wenn es nicht möglich ist, in jede Mahlzeit alle sechs Geschmacksrichtungen auf einmal einzubauen, sollten Sie sie zumindest über den Tag verteilt auf den Tisch bringen.

Falls Sie das Gefühl haben, daß Ihre Geschmacksknospen nicht völlig wach und empfindlich sind, sollten Sie es einmal mit Sesamöl versuchen. Lassen Sie jeden Morgen einen Eßlöffel warmes Sesamöl im Mund auf der Zunge rollen, und spülen Sie dann mit warmem Wasser nach. Sesamöl belebt die Geschmacksknospen und erhöht ihr geschmackliches Unterscheidungsvermögen und ihre Empfindlichkeit.

Keine andere Geschmacksrichtung entfacht so häufig Verlangen wie die süße. Das mag daran liegen, daß Süßes stärker beruhigt und Kapha mehr steigert als jeder andere Geschmack. Wenn Sie wild auf Süßigkeiten sind, sollten Sie prüfen, ob Ihre Ernährung auch wirklich ausgeglichen ist: Sind alle sechs Geschmacksrichtungen ausreichend vertreten? Kommen sie in Form von frischen, vollwertigen, gehaltvollen und nahrhaften Gerichten auf den Tisch? Der Ayurveda empfiehlt besonders ein Nahrungsmittel, um einem übermäßigen

Verlangen nach Süßem zu begegnen, nämlich Milch. Die Milch zählt selbst zum Süßen, und sie hat zudem eine außergewöhnlich beruhigende Wirkung auf den Organismus. Wenn Sie ständig Appetit auf Süßes haben, sollten Sie jeden Tag – zum Beispiel beim Frühstück – eine Tasse warme Milch trinken.

Auch Honig kann in diesem Fall helfen. Honig ist das einzige Süßmittel, das die Eigenschaft hat, Kapha zu vermindern. Machen Sie einmal den Versuch, jeden Tag Honigwasser mit Zitrone zu trinken. Das stillt nicht nur das Verlangen nach Süßem, sondern es löst auch das Ama aus dem Organismus. Möglicherweise haben Sie damit das ideale Getränk für Ihr Frühstück gefunden. Sie können den Honig auch in kleinen Mengen pur essen, am besten über den Tag verteilt in drei bis vier Portionen von einem halben Teelöffel.

Machen Sie sich für alle sechs Geschmacksrichtungen eine kleine Liste von Nahrungsmitteln und Gewürzen, die Ihnen besonders gut schmecken. Stellen Sie einen Speisezettel zusammen, in dem sämtliche Geschmacksrichtungen vertreten sind. Notieren Sie, wie Sie sich nach dem Essen jeweils gefühlt haben.

Meine bevorzugten Nahrungsmittel:

Bitter

1. ______________________________
2. ______________________________
3. ______________________________
4. ______________________________
5. ______________________________
6. ______________________________

Herb

1. ______________________________
2. ______________________________
3. ______________________________
4. ______________________________
5. ______________________________
6. ______________________________

Scharf

1. ______________________________
2. ______________________________
3. ______________________________
4. ______________________________
5. ______________________________
6. ______________________________

Süß

1. ______________________________
2. ______________________________
3. ______________________________
4. ______________________________
5. ______________________________
6. ______________________________

Sauer

1. ______________________________
2. ______________________________
3. ______________________________
4. ______________________________
5. ______________________________
6. ______________________________

Salzig

1. __________
2. __________
3. __________
4. __________
5. __________
6. __________

SPEISEPLAN UNTER BERÜCKSICHTIGUNG DER SECHS GESCHMACKSRICHTUNGEN

Mahlzeit Nr. 1:

Mahlzeit Nr. 2:

Mahlzeit Nr. 3:

Wie haben Sie sich nach der jeweiligen Mahlzeit gefühlt? War die Befriedigung größer als sonst? Notieren Sie hier Ihren Eindruck.

Mahlzeit Nr. 1:

Mahlzeit Nr. 2:

Mahlzeit Nr. 3:

Denken Sie daran, daß Kräuter in der ayurvedischen Gesundheitslehre eine herausragende Rolle spielen. Wie alle Nahrungsmittel beeinflussen auch Kräuter die Vorgänge im Organismus über die Wechselwirkung mit der Intelligenz der Natur. Kräuter können jedoch wesentlich gezielter eingesetzt werden, um auf Vata, Pitta oder Kapha und sogar auf andere Elemente unseres Organismus in bestimmter Weise einzuwirken. Blättern Sie noch einmal zurück zu der Liste der Kräuter, die für das Abnehmen besonders nützlich sind (S. 111–112). Bezugsquellen für spezielle Kräutermischungen sind am Ende dieses Buches angegeben.

MEDITATIVES ENTSPANNUNGSATMEN

Meditation ist eine äußerst wirksame Technik, um mit psychisch bedingten Eßgelüsten und Diätentgleisungen fertig zu werden. Die Methode, die ich gleich beschreiben werde, verlangt zwar ein gewisses Maß an Konzentration, aber der Nutzen rechtfertigt ohne jede Frage den Aufwand. Der innere Frieden, den Sie sich durch Meditation schaffen, liefert den Schlüssel, wie Sie Ihre Ernährung und alle anderen Aktivitäten des Tages ins Lot bringen können.

Unsere Gedanken bewegen sich vorwiegend auf rein gewohnheitsmäßigen Bahnen. Unser Ernährungsbewußtsein und unser gesamtes Leben kann in diesem gedanklichen Hintergrundrauschen förmlich ertrinken. Durch Meditation jedoch haben wir die Möglichkeit, zum Ort der heilsamen Stille vorzudringen, die in einem entspannten Organismus wohnt, und sie zu unserem Besten wirksam werden zu lassen.

Machen Sie bitte diese Entspannungsübungen auf keinen Fall beim Autofahren oder wenn Sie irgendwelche Geräte bedienen. Warten Sie damit, bis Sie ein paar Minuten allein und ungestört sind.

Setzen Sie sich ruhig hin, und lassen Sie die Hände entspannt neben dem Körper oder auf dem Schoß ruhen. Ihre Augen sollten geschlossen sein. Atmen Sie leicht und ruhig, wobei die Konzentration dem Atem folgt. Spüren Sie, wie der Atem hinab in die Lungen strömt. Es ist nicht nötig, besonders tief einzuatmen oder die Luft anzuhalten. Verfolgen Sie, wie beim Ausatmen die Luft aus den Lungen nach oben fließt und sanft durch die Nase ausströmt.

Lassen Sie alles ganz zwanglos geschehen. Verfolgen Sie den sanften und leichten Fluß Ihres Atems. Atmen Sie nach einer Weile noch ein bißchen flacher. Strengen Sie sich dabei nicht an. Lassen Sie es einfach ganz von selbst geschehen. Bleiben Sie ungefähr fünf Minuten bei dieser entspannten Atmung. Ihre Augen sind weiterhin geschlossen, und der Geist konzentriert sich auf das zwanglose und natürliche Strömen des Atems.

Man braucht sich nur in der beschriebenen Weise auf den eigenen Atem zu konzentrieren, um Zutritt zu einer auf tiefster Ebene angesiedelten Entspannung zu gewinnen, die sämtliche Lebensbereiche wohltuend beeinflußt. Das geistige Hintergrundrauschen wird zusehends verstummen, und die damit gekoppelten selbstzerstörerischen Ernährungsgewohnheiten werden allmählich ebenso verschwinden, je mehr Sie sich mit dieser Technik vertraut gemacht haben.

WIE MAN DEM PSYCHISCH BEDINGTEN HEISSHUNGER BEGEGNET

Zum Abschluß dieses Kapitels möchte ich Ihnen einen Vorschlag machen, auf den Sie immer dann zurückgreifen können, wenn Sie Schwierigkeiten mit psychisch bedingter Eßsucht haben. Auf lange Sicht liegt die Lösung natürlich darin, die Doshas durch eine richtige Ernährungsweise wieder ins Lot zu bringen. Aber bis Sie das Problem dauerhaft gelöst haben, kann Ihnen diese Technik gute Dienste leisten.

Jedesmal wenn Sie glauben, daß Ihnen Ihr zwanghafter Drang zu essen einen Streich gespielt hat, sollten Sie sich fragen: »Esse ich jetzt, weil ich Hunger habe? Oder gibt es ein gefühlsmäßiges Problem, das ich damit zu betäuben versuche?« Halten Sie sich vor Augen, daß seelische Bedürfnisse durch Essen niemals dauerhaft befriedigt werden können. Das Unbehagen wird nur noch schlimmer, denn man fördert lediglich die Entstehung von Ama und zusätzlichem Speck.

Die Lust am Naschen und an kleinen Zwischenmahlzeiten entsteht, wenn Ihnen Ihre allgemeine Ernährungsweise keine ausreichende Befriedigung gewährt. Unglücklicherweise erzeugt so gut wie alles, was man so zwischendurch ißt, eine größere Menge an Ama. Wenn Sie mit der Gewohnheit, sich immer wieder eine Kleinigkeit in den Mund zu schieben, Schluß machen wollen, sollten Sie sich noch einmal das fünfte Kapitel (»Wie Sie abnehmen, ohne zu hungern«) durchlesen, wo erklärt wird, wie man eine befriedigende, weil ausgeglichene Ernährung aufbaut. Und vergessen Sie nicht, daß das Mittagessen als tägliche Hauptmahlzeit alle sechs Geschmacksrichtungen enthalten sollte. Dann wird sich das unausgefüllte Gefühl, das der Nascherei zugrunde liegt, schnell in Nichts auflösen.

Das Bedürfnis nach einem Spätimbiß hat eine interessante Grundlage. Die zweite Pitta-Periode des Tages – von zehn Uhr abends bis zwei Uhr nachts – ist von der Natur eigentlich nicht für Mahlzeiten vorgesehen. Vielmehr sollte der Körper in dieser Zeit durch seine Stoffwechseltätigkeit die Selbstreinigung in Gang setzen und sämtliche Nahrung, die sich noch im Organismus befindet, vollständig abbauen. Das ist auch der Grund, weshalb man während dieser Zeit manchmal völlig überhitzt und schwitzend aufwacht, besonders dann, wenn man ausgiebig zu Abend gegessen hat.

Der günstigste Zeitpunkt für das Zubettgehen ist abends zwischen zehn und halb elf Uhr. Bleibt man allerdings länger auf, dann wird man leicht um Mitternacht wieder hungrig. Das ist ein natürliches Bedürfnis, dem man nur schwer widerstehen kann. Es ist aber nur deshalb entstanden, weil man sich über einen grundlegenden Rhythmus der Natur hinweggesetzt hat.

Beim Kampf mit der psychisch bedingten oder auch mit der zwanghaften Eßsucht liegt der Schlüssel zum Erfolg deshalb darin, daß man seinen Tagesablauf wieder mit den biologischen Rhythmen in Übereinstimmung bringt. Auch sollte man sich immer die Stärke des aktuellen Hungergefühls bewußt machen. Legen Sie also die Hand auf den Magen, wenn Sie das Bedürfnis nach einem kleinen Imbiß haben, und geben Sie sich selbst die Antwort auf die Frage: »Auf welcher Hungerstufe befinde ich mich jetzt?« Gehen Sie Ihrem Gefühl ganz auf den Grund, und schließen Sie dabei ruhig die Augen. Möglicherweise verlangt die Empfindung nach etwas völlig anderem als nach Essen. Vielleicht zeigt sich darin auch irgendein Kummer, irgend etwas Unerledigtes in Ihrem Leben. Wenn Sie Ihre Empfindung aufmerksam erforschen, verschwindet das Eßbedürfnis oft von ganz allein, und Sie brauchen keinen Imbiß mehr.

Wenn Sie sich ruhig hinsetzen und 20 oder 30 Sekunden lang die Augen schließen, können Sie meist eine körperliche Empfindung spüren, die mit dem psychischen Unbehagen einhergeht. Sie kann in der Gegend des Herzens, im Magen oder an irgend einer anderen Stelle sitzen. Halten Sie die Augen weiterhin geschlossen, und geben Sie sich einige Sekunden der Empfindung dieses körperlichen Unbehagens hin. Versuchen Sie nicht, dagegen anzugehen, sondern nehmen Sie das Gefühl einfach wahr. Nach ein bis zwei Minuten wird es meistens zurückgehen oder sogar ganz verschwinden. Wenn Sie dann die Augen öffnen, werden Sie merken, daß sich auch Ihre Frustration verflüchtigt hat. Falls Sie jetzt immer noch Hunger haben, dann essen Sie etwas. Aber oft werden Sie gar kein Verlangen mehr danach haben.

Sämtliche ayurvedischen Techniken, die Sie inzwischen kennengelernt haben, zielen darauf ab, die spontanen und aus der Selbstbestimmung erwachsenden Heilkräfte zu wecken und zu stärken, die in unserem Organismus zu jedem Zeitpunkt bereits vorhanden sind. Welche Situation auch immer auftreten mag, der Körper trägt das Programm für das angemessene Verhalten schon in sich. Man braucht nirgendwo hinzugehen, um es zu erlernen. Alles ist längst schon in Ihnen vorhanden: Der perfekte Körper, das ideale Gewicht, der wohlausgewogene Organismus.

Vor einigen Jahren hatte ich eine Patientin, die so gut wie alle Diäten und Techniken zum Abnehmen durchprobiert hatte. Trotzdem wog sie immer noch an die 50 Pfund zuviel. Natürlich hatte sie zwischendurch auch manchmal abgenommen, aber das bekannte, leidige Schema setzte sich hartnäckig immer wieder durch: Nach ein paar Monaten war das Übergewicht wieder da, und jedesmal schneller als zuvor.

Im Gespräch mit der Patientin stellte sich heraus, daß sie Dutzende von Schlankheitskuren ausprobiert hatte. Durch die widersprüchlichen Ratschläge war sie allmählich immer verwirrter und mutloser geworden. Für den Anfang verlangte ich deshalb von ihr nur eine Kleinigkeit: In den folgenden fünf Tagen sollte sie eine Thermoskanne mit einem heißem Ingweraufguß bereithalten und jede Stunde ein paarmal einige Schlucke davon trinken. Das würde, wie ich wußte, neben dem reinigenden Effekt in ihrem Organismus auch psychisch in mancher Hinsicht eine wohltuende Wirkung entfalten. Außerdem würde es ihre Aufmerksamkeit unablässig auf ihr eigenes Körpergeschehen lenken. Etwa nach einem Tag würde sie durch bestimmte Anzeichen, wie zum Beispiel ihre belegte Zunge, merken, daß sich Giftstoffe aus ihrem Körper lösen. Nach einigen weiteren Tagen würde sie mit dem Abklingen dieser Symptome feststellen, daß ihr ungesundes Naschbedürfnis ebenfalls verschwunden war. Und genauso geschah es dann auch.

An diesem Punkt machte ich ihr einen weiteren Vorschlag. Ich bat meine Patientin, zukünftig ein Notizbuch zu führen. Vor jedem Essen bestimmte sie nun ihr aktuelles Hungergefühl nach der Sättigungsskala (s. S. 24–27). Das Ergebnis hielt sie in ihrem Notizbuch fest. Nach dem Essen machte sie ebenfalls eine entsprechende Eintragung. Wie das heiße Ingwerwasser, verfehlte auch dieser Schritt nicht seine wohltuende Wirkung auf Körper und Geist. Das Buchführen über ihr Hungergefühl half ihr dabei, nicht zuviel zu essen, und rückte ihr Eßverhalten auch weiterhin in den Mittelpunkt ihrer Aufmerksamkeit. Das gab ihr allmählich das Gefühl, sich im Griff zu haben und nicht mehr ihrem Eßbedürfnis hilflos ausgeliefert zu sein. Sie merkte, daß Essen etwas war, das sie tun oder auch lassen konnte. Es ist wichtig, darauf hinzuweisen, daß dabei nie vom Kalorien- oder Fettgehalt oder dem Verbot bestimmter Speisen die Rede war. Das war auch überhaupt nicht nötig. Nachdem sie begonnen hatte, ihr eigenes Verhalten zu beobachten, und die wohltuende Wirkung der gesünderen Eßgewohnheiten an sich festzustellen, legte sie allmählich ganz von allein ihre selbstschädigenden Gewohnheiten ab – und ihr Gewicht ging herunter.

In den folgenden Wochen machte ich sie mit dem meditativen Entspannungsatmen bekannt. Außerdem empfahl ich ihr, alle sechs Geschmacksrichtungen in ihre Mahlzeiten einzubauen, einer Kapha-beruhigenden Ernährungsweise zu folgen und das Ganze mit den in Kapitel fünf (»Wie Sie abnehmen, ohne zu hungern«) vorgestellten Kräutern zu ergänzen. Zu diesem Zeitpunkt ging es ihr schon so viel besser, daß sie völlig aus eigenen Stücken mit einem regelmäßigen Trainingsprogramm begann. Es war ein ganz natürlicher Schritt, ohne mein Zutun und ohne Streß oder Anstrengung von ihrer Seite.

Was war nun das Ergebnis? Meine Patientin verlor ihr Übergewicht, und es kam auch nicht wieder, aber dies war nur Teil einer viel umfassenderen Wandlung, die sich bei ihr vollzog. Ihr ganzes Lebensgefühl veränderte sich, *und das war das Ergebnis eben jener Techniken und Methoden, die ich Ihnen in diesem Buch vorgestellt habe.*

Auch in Ihrer Vergangenheit mag vieles schiefgelaufen sein, aber nichts spricht dagegen, daß Sie dasselbe erreichen können wie meine Patientin, die ebenfalls eine Enttäuschung nach der anderen erlebt hatte. Kurzum, auch Ihnen ist es möglich, ohne Mühe schlank zu werden, und heute schon können Sie damit beginnen. Es wird keine Schinderei, sondern ein Abenteuer werden

Es gibt ein großartiges Gedicht von T. S. Elliot, in dem er sagt, wir sollten nie damit aufhören, uns auf die Suche nach etwas Neuem zu begeben, und unsere Forschungsreise führe uns am Ende wieder an unseren Ausgangspunkt zurück, den wir erst dann zum erstenmal richtig kennenlernen. Ihre Gesundheit, Ihr ganzes Leben, ist eine Reise, bei der Sie nicht in die Ferne schweifen müssen. Es ist keine Reise in die Ferne, sondern in die Tiefe. Denn tief in Ihnen gibt es ein ungeborenes Wesen, das nur den einen Wunsch hat: Es möchte zur Welt gebracht werden.

8 PRANA UND DIE QUELLEN DER LEBENSKRAFT

Die Schöpfung hat mit dem menschlichen Körper etwas so Kompliziertes und Einzigartiges hervorgebracht, daß jeglicher Versuch einer bildhaften Beschreibung Stückwerk bleiben muß. Trotzdem ist es für das Verständnis der menschlichen Energiegewinnung und -speicherung hilfreich, wenn man sich den Körper als eine Art wiederaufladbarer Batterie, als einen Akku, vorstellt. Wie ein Akku bezieht auch der menschliche Organismus seine Energie von einer außerhalb liegenden Quelle. Diese Energie wird vom Körper entweder in Form von Fett und Muskelgewebe gespeichert oder im Dienst seiner vielfältigen Aufgaben direkt verbraucht. Ob man nun ein Kreuzworträtsel löst, dem Bus hinterherrennt, einen Nagel einschlägt oder ein Glas Wasser trinkt – alles erfordert eine bestimmte Menge an Energie, die von irgendwoher außerhalb des Körpers stammt und die dann für diese äußeren Aktivitäten eingesetzt wird. Gleichzeitig muß der Körper aber ununterbrochen einen Großteil der zur Verfügung stehenden Energie aufwenden, um die *inneren* Lebensprozesse in Gang zu halten. Man bezeichnet dies als den *Grundumsatz* des Stoffwechsels. Damit ist der Kalorienverbrauch gemeint, den der Körper im Ruhezustand aufweist, um die Atmung, den Kreislauf, die Verdauung und eine ganze Reihe anderer lebenswichtiger Funktionen aufrechtzuerhalten.

An dieser Stelle verliert der Vergleich mit einem Akku seine Gültigkeit. Schließlich verbraucht kein einziger

Akku einen Teil seiner elektrischen Ladung allein zu dem Zweck, sich selbst als Akkumulator aufrechtzuerhalten. Der Körper dagegen hat einen inneren Energiebedarf, der unbedingt gedeckt werden muß – sonst stirbt man. Aus ayurvedischer Sicht ist dies alles mehr als nur ein Sammelsurium von physikalischen und chemischen Prozessen. *Bewußtsein* und *Bewußtheit* gehören unbedingt mit ins Bild, wenn man alle Aspekte der Energieverwertung des Körpers erfassen will. Für das Verständnis, wie der Körper seine Energie überhaupt gewinnt, sind sie mindestens genauso wichtig. Im Ayurveda gelten Bewußtsein und Bewußtheit als wesentliche Bestandteile der Energie selbst.

Wenn Sie einen Akku mit einem Ladegerät an die Stromversorgung anschließen, lädt er sich auf. Dabei ist es kein Geheimnis, woher die Energie kommt. Sie fließt aus den Leitungen in der Wand durch die Steckdose in die Speicherzelle des Akkus. Sie kennen bestimmt einen ähnlichen Effekt: Wenn Sie sich schwach und erschöpft fühlen, kehrt ihre Energie nach einer gehaltvollen Mahlzeit wieder zurück – der Zusammenhang von Ursache und Wirkung liegt auf der Hand. Aber auch hier gilt der Vergleich nur bis zu einem gewissen Punkt. Wir würden zum Beispiel sehr über einen Akku staunen, der sich ohne Anschluß ans Ladegerät aufladen kann. Es gibt jedoch viele Tiere – und auch eine Reihe von Menschen –, die über längere Zeit mit wenig oder ganz ohne Nahrung auskommen können. Wenn ein Chamäleon keine Nahrung findet, kann es überleben, indem es sich auf einen Felsen legt und das Licht und die Wärme der Sonne aufnimmt. Ein Frosch, der halb abgetaucht unter einem Wasserlilienblatt liegt, *trinkt* buchstäblich durch seine Haut. Schadstoffbelastetes Wasser kann ihn auf diese Weise vergiften, auch wenn kein Tropfen davon in sein Maul gelangt. Darüber hinaus gibt es viele und zum Teil sehr gut dokumentierte Fälle von Menschen aus den verschiedensten Religionsgemeinschaften, die Monate oder Jahre ohne Nahrung in unserem Sinne zugebracht haben.

Dieser bemerkenswerte Vorgang kann sich auch in der umgekehrten Richtung abspielen. Krankenhauspatienten, die ja vielfach allen Grund zu Depressionen haben, ziehen häufig keinerlei Nutzen aus der phantasielosen Kost, die man ihnen vorsetzt, obwohl dieses Essen laut staatlicher Verordnung allen Erfordernissen einer »richtigen« Ernährung entspricht. Wenn Familienangehörige Nahrungsmittel ins Krankenhaus schmuggeln, die diesen Patienten verboten sind, dann mag das nach herkömmlichen medizinischen Maßstäben zu verurteilen sein, aber man könnte auch einwenden, daß die Schulmedizin nur sehr begrenzte Vorstellungen hat von dem, was der Mensch wirklich zum Leben braucht.

Ich möchte also an dieser Stelle alle Unklarheiten über die ayurvedische Auffassung von der Energie der Ernährung ausräumen: *Was* ist die Energie, *woher* kommt sie und *wie* gehen wir am besten damit um?

Die ayurvedische Lehre kennt eine einzige Quelle aller Energie, ob sie nun als unsere Nahrung, als das Sonnenlicht oder als die Wellen des Meeres auftritt. Diese einzige Quelle ist Prana, die Lebenskraft, die sich nicht nur in jedem physikalischen Ereignis bemerkbar macht, sondern auch in jedem Gedanken und in jedem Gefühl. Diese fundamentale Energie hat in der westlichen Technologie gegenwärtig noch keinen Platz gefunden. In der chinesischen Medizin gehört sie jedoch unter der Bezeichnung »Qi« zu den Grundvorstellungen, und in vielen anderen traditionellen Systemen wird sie ebenfalls anerkannt.

Es ist leichter, Prana an seinen Wirkungen zu erkennen, als es genau zu definieren. Es kann auch nicht in

Kalorien oder in Volt gemessen werden. Aber jedesmal, wenn wir uns wirklich *lebendig* fühlen, wenn in unserem Geist Klarheit und Wachheit herrschen und Gesundheit und Vitalität in unserem Körper, dann erfahren wir die Gegenwart von Prana. Der Ayurveda versteht Prana als Grundlage für eine gute Ernährung und einen gesunden Stoffwechsel, von vielem anderen einmal abgesehen.

Das kann aber auch leicht zu einem landläufigen Mißverständnis führen, daß nämlich Ernährung im weitesten Sinne einzig und allein mit Essen zu tun hat. Im Gegensatz dazu lehrt der Ayurveda, daß Prana auf vielfältige Weise aufgenommen werden kann und soll. Dieser Punkt ist für das Thema Schlankheit von weitreichender Bedeutung. Wenn sich das Lebenserhaltende, Nährende auch noch aus anderen Quellen speist als aus den Nahrungsmitteln selbst, nimmt das Bedürfnis zu essen ab. Oder, um es einfacher auszudrücken: Wenn Sie auch auf andere Weise an Prana gelangen, sind Sie nicht mehr so abhängig vom Essen – nicht nur bei Ihrer Ernährung als solcher, sondern auch bei der Befriedigung seelischer Bedürfnisse, die so oft fälschlicherweise im Essen gesucht wird.

Der Westen kann mit der Idee vom ausgeglichenen Atmen zum Beispiel nicht das Geringste anfangen. Im Ayurveda dagegen gilt der Atem als die bedeutsamste von allen Körperfunktionen. Der Atem ist die wichtigste Quelle für Prana, die der Organismus zu seiner Verfügung hat. Zudem hat die Art, wie jemand atmet, Auswirkungen auf andere lebenswichtige Funktionen, die wiederum Quellen von Prana werden können. Gedanken und Gefühle sind unmittelbar an den Rhythmus und die Tiefe der Atemzüge gekoppelt. Ähnliches gilt für den Herzschlag und die Ausschüttung von Hormonen. Mehr noch: Durch tiefes Atmen werden Kalorien in großen Mengen verbrannt. Die Art und Weise, wie jemand atmet, ist eine nennenswerte physiologische Größe und hätte daher selbst nach den Maßstäben der westlichen Medizin eine gewisse Beachtung verdient. Dennoch kommt kaum jemand auf die Idee, auf seine Atmung zu achten, um seinem Stoffwechsel etwas Gutes zu tun. Ganz zu schweigen von der Möglichkeit, dadurch mit der Lebenskraft selbst in Kontakt zu treten.

Prana ist keine physikalische Substanz, die man anfassen oder unter dem Mikroskop betrachten kann – und es ist wichtig, daß man das nicht vergißt. Prana ist nicht sichtbar, weder in einem schönen Pferd, noch in einem gelungenen Stuhl oder in einem herrlich geschliffenen Diamanten. Und doch kann man es in diesen Dingen *sehen*, in *allem*, was es gibt, denn Prana manifestiert sich im gesamten Universum. In jedem Gedanken und in jedem Gefühl ist es gegenwärtig.

Christus hat gesagt: »Der Mensch lebt nicht vom Brot allein.« Ich finde darin eine Bestätigung des Gedankens, daß die Ernährung auch eine spirituelle Dimension hat, die man nur erkennen muß. Um echte Gesundheit zu erlangen, braucht Ihr Körper die Lebenskraft des Prana genauso sehr wie die Kalorien in Kohlehydraten und Eiweiß.

Welche Schlüsse können Sie daraus nun für Ihr tägliches Leben ziehen, besonders im Hinblick auf das Körpergewicht? Ich möchte Ihnen dazu einige Vorschläge machen, die nichts mit Ernährung zu tun haben. Aber zuvor erlauben Sie mir noch eine Bemerkung, die das Essen betrifft. Bereits an anderer Stelle in diesem Buch wurde darüber gesprochen, wie wichtig es ist, frische Nahrungsmittel zu verwenden, die auf bekömmliche Weise gewürzt und zubereitet sind. Ich möchte hier noch einmal den wichtigen Zusammenhang zwischen dem Essen und Ihrer persönlichen Einstellung dazu betonen: Futtern Sie nie unaufmerksam und beiläufig vor sich hin. Die physikalischen und organischen Eigenschaften dessen, *was* man ißt, können nicht davon getrennt werden, *wie* man ißt – das heißt, mit welcher geistigen und emotionalen Haltung. In einer schnellebigen Fast-food-Kultur mag es weithergeholt klingen, das Essen zu einer geistbezogenen Tätigkeit zu erheben. Aber genau das ist meine Empfehlung an Sie, wenn Sie aus allem, was Sie essen und trinken, die darin enthaltene Lebenskraft, das Prana, ziehen wollen.

Das hört sich schwieriger an, als es ist. Sie brauchen nur Ihre Aufmerksamkeit auf das Essen zu richten – nehmen Sie wahr, wie es duftet, kosten Sie es dann mit vollem Bewußtsein –, und das Prana wird sich in Ihnen entfalten. Eine besonders für das Abnehmen bedeutsame Folge davon ist, daß durch die bewußte Konzentration auf das Essen der Stoffwechsel angeregt wird. In manchen Fällen kann das so weit gehen, daß mehr Energie für das Verzehren der Mahlzeit verausgabt wird, als die Speisen selbst enthalten. Dennoch nimmt die Lebenskraft nicht ab, sondern zu: Ein Zustand bewußter Wahrnehmung und positiver Gefühle beeinflußt nicht nur den Wirkungsgrad des Stoffwechsels, sondern öffnet auch die biologischen Kanäle, welche die vom Stoffwechsel bereitgestellten Energien weiterleiten.

Den schlagenden Beweis dafür erbrachte eine an Kaninchen durchgeführte Untersuchung des Cholesterinspiegels. Zur Erforschung der Ursachen von Herz-Kreislauf-Krankheiten wurde an mehrere Kontrollgruppen von Kaninchen ein bestimmtes Futter verabreicht, das den Cholesterinspiegel der Tiere erhöhen sollte. Die Forscher rechneten mit einer Verhärtung der Arterien, die in den meisten Fällen auch eintrat. Eine Kontrollgruppe der Kaninchen erwies sich jedoch als relativ immun dagegen. Obwohl sämtliche Tiere im Versuch das gleiche Futter erhielten, fehlten bei dieser speziellen Gruppe die Verfallserscheinungen, die bei den anderen Kaninchen zu beobachten waren. Die Forscher waren ratlos, bis sie schließlich auf eine unvorhergesehene Abweichung vom einheitlichen Versuchsablauf stießen. Der Laborassistent, der sich um die Fütterung der abweichenden Gruppe kümmerte, hatte die Tiere, während sie fraßen, gestreichelt und geknuddelt. Das dadurch bei den Kaninchen hervorgerufene Gefühl von Geborgenheit und Sicherheit hatte die Auswirkungen einer Ernährung aufgehoben, die speziell darauf angelegt war, sie krank zu machen. Die Schlußfolgerung liegt auf der Hand: Es ist zwar wichtig, welche Nahrung man zu sich nimmt, aber die Gefühle und das Ausmaß der Bewußtheit beim Essen können eine noch weit größere Rolle spielen.

Lassen Sie mich nun auf etwas zu sprechen kommen, das nichts mit Nahrung oder Essen zu tun hat. Es geht um weitere wichtige Quellen für Prana und um Anregungen, wie man sie sich für das tägliche Leben erschließen kann.

Machen Sie sich die Bedeutung der Luft bewußt, von der Sie umgeben sind. Ich habe weiter oben auf die segensreiche Wirkung einer kontrollierten Atmung hingewiesen, aber auch das, *was* man einatmet, ist wichtig. Das können Sie mit Ihren Lungen buchstäblich erfühlen. Denken Sie einmal an das schöne Gefühl, wenn Sie frische Waldluft einatmen, und vergleichen Sie es mit dem Atemerlebnis in den abgasgeschwängerten Straßenschluchten einer Großstadt. Der Körper atmet im Wald automatisch langsamer und tiefer, während die Atmung in einem Verkehrsstau reflexartig flacher und schneller geht – und sei es nur aufgrund des unbewußten Selbsterhaltungstriebs. Natürlich schlagen sich die körperlichen Kennzeichen des Atmens auch in den Gedanken nieder, die Ihnen gleichzeitig durch den Kopf gehen.

Halten Sie sich so oft wie möglich in der Nähe von Pflanzen auf, um mehr Prana aus der Luft zu gewinnen. Auch Leute, die in der Stadt leben, können sich mit ein wenig Mühe eine solche Situation schaffen. Zimmerpflanzen sind nicht nur ein Schmuck für jedes Büro und jede Wohnung, sie können auch die Atmosphäre positiv verändern. Zudem haben die meisten großen Städte einen botanischen Garten, der einen regelmäßigen Besuch wert ist. Wenn Sie sich über längere Zeit in einer üppigen grünen Umgebung aufgehalten haben, werden Sie selbst feststellen, daß die wohltuende Wirkung auch dann noch anhält, wenn Sie längst wieder zu Hause sind.

Suchen Sie den Kontakt zum Erdboden. Ich bitte Sie, diesen Rat wörtlich zu nehmen. Sie sollten es sich zur Gewohnheit machen, jeden Tag die Erde unter ihren nackten Füßen zu spüren. Über Jahrtausende hinweg stand der Mensch ununterbrochen in direktem Kontakt mit dem lebenspendenden Boden unter seinen Füßen. In unserer heutigen Welt aus Stahl und Beton kann man dagegen ein ganzes Leben verbringen, ohne jemals die nackte Erde berührt zu haben. Wenn Sie in einer Gegend leben, wo das noch möglich ist, sollten Sie unbedingt jeden Tag eine Zeitlang barfuß gehen. Auch wenn Sie in der Stadt wohnen, gibt es vielleicht neben der Bushaltestelle oder neben dem Hauseingang ein kleines Stück unbefestigten Grund, zu dem Sie sich hinunterbeugen können, um die Erde zu berühren. Richten Sie Ihre Aufmerksamkeit auf das Prana, das auch noch im kleinsten Fleckchen Erde wohnt. Wenn Sie es fühlen wollen, *werden* Sie es fühlen, denn es ist gegenwärtig in jedem Atom und in jedem Molekül, mag der Boden auch im Sommer von Unkraut überwuchert und im Winter unter Schnee und Eis begraben sein.

Spüren Sie die Wärme der Sonne. Die Sonne ist letzten Endes die Quelle allen Lebens. Das ist eine Wahrheit, die jeder, der sich ernsthaft damit beschäftigt, intuitiv erkennt. Das Leben, das im Licht und in der Wärme der Sonnenstrahlen seinen Ursprung nahm, wurde in den Sonnenkulten sämtlicher alten Völker verehrt. Die Anerkennung der Leistungen der modernen Wissenschaft und der Respekt vor den zeitgenössischen Religionen leiden keineswegs darunter, wenn man den Wahrheitskern in dem Glauben der alten Völker zur Kenntnis nimmt. Wenn Sie die Sonne auf Ihrer Haut spüren, bringen Sie sich in unmittelbaren Kontakt mit der mächtigsten Quelle von Prana, die es auf Erden gibt. Wie mit jeder Art von Feuer sollte man natürlich auch mit dieser gewaltigen Energie respektvoll umgehen, und sich nicht »zuviel des Guten« zumuten.

Betrachten Sie regelmäßig das Meer oder ein anderes größeres natürliches Gewässer Ihrer Heimat. Lassen Sie das Wasser, sofern es irgend möglich ist, über Ihren Körper fließen, oder doch wenigstens über Hände und Füße rinnen. Wenn Sie bisher nur das Gefühl des Wassers kannten, das bei Ihnen zu Hause aus der Leitung strömt, wird Ihnen der Unterschied zu einer unkontrollierten und unregelmäßigen Fluß- oder Gezeitenströmung schlagartig aufgehen. Dieser Unterschied ist, in einem Wort, das Prana. Es ist der gleiche Unterschied, der zwischen der massenproduzierten, chemisch konservierten Fertignahrung und frisch geernteten Naturerzeugnissen besteht, oder zwischen dem starren, eisigen Luftzug aus der Klimaanlage und einer kalten Brise aus dem Gebirge. Es ist ein Unterschied, der Ihnen immer stärker auffallen wird, je mehr Sie den unmittelbaren Kontakt zu jenen Quellen des Prana aufnehmen, die einst verehrt wurden und heute allzu oft unbeachtet bleiben.

Lassen Sie mich zum Schluß noch etwas aussprechen, was Ihnen nun unmittelbar einleuchten muß. So wie Prana trotz aller verschiedenen Erscheinungsformen dem Wesen nach das gleiche ist, so sind auch sämtliche Quellen von Prana miteinander identisch. Die Feuchtigkeit, die aus den Meeren aufsteigt und zu Regen wird, der Regen, der zur Erde fällt und den Boden tränkt, die Sonne, welche die Saaten aufgehen läßt – alles ist ein einziges und einheitliches, ein ganzheitliches System. Wenn Sie meinen Vorschlägen folgen und den direkten Kontakt zu den Elementen dieses Systems suchen, verschaffen Sie der Lebenskraft ungehemmten Einzug in Ihre gesamte Existenz. Und wo im Körper Prana waltet, gedeiht auch in der Seele die Liebe.

WÖRTERVERZEICHNIS

Abhyanga – tägliche Ölmassage
Agni – Feuer; bezieht sich auf das Verbrennen der Nahrung im Verdauungsprozeß
Ama – in den Zellen abgelagerte Schlacken und Giftstoffe
Asanas – Yoga-Stellungen
Doshas – die drei grundlegenden, Geist und Körper verbindenden Stoffwechselprinzipien (Vata, Pitta und Kapha)
Garshan-Massage – tägliche Trockenmassage
Kapha – für den Körperbau verantwortliches Dosha
Mantra – magische Formel, die bei der Meditation oder bei Atemübungen eingesetzt wird
Ojas – Gegenstück zu Ama; bezeichnet die biochemische Entsprechung der Lebensfreude
Pitta – für den Stoffwechsel verantwortliches Dosha
Pakriti – Natur; bezieht sich entweder auf die menschliche Eigennatur (Konstitutionstyp) oder auf die Natur als Ganzes
Prana – Quelle der Lebenskraft
Pranayama – ayurvedische Atemübung
Vata – für alle Bewegungen im Körper verantwortliches Dosha
Vikriti – Abweichung von der Natur, Gegensatz zu Pakriti; bezeichnet alles Unnatürliche, Unausgeglichene

BEZUGSQUELLEN FÜR AYURVEDA-PRODUKTE

DEUTSCHLAND
(Internationale Vorwahl 00 49)

Ayurveda-Produkte

MTC Deutschland
Postfach 11 26
41845 Wassenberg
Tel. (0 24 32) 24 94

Ayurvedische Qualitätsöle
»Oshadhi« Ayus GmbH
77830 Bühlertal
Tel. (0 72 23) 7 45 90
Fax (0 72 23) 7 58 84

Maharishi Ayur-Veda Produkte
Kunigunda Schönleben
Adalbert-Stifter-Str. 22
85098 Großmehring
Tel./Fax (0 84 07) 16 17

Von Deutschland aus auch zu beziehen bei:

MTC Holland
Postbus 8811
NL-6063 ZG Vlodrop
Tel. (00 31 (0) 4 75) 40 36 19
Fax (00 31 (0) 4 75) 40 40 55
Postfach 11 26

Ayurvedische Lebensmittel

MTC Holland (s.o.)

Klosterhof-Versand
Lothar Herweg
Dalheimer Klosterhof
41844 Wegberg
Tel. (0 24 36) 24 04
oder 23 81

Naturtextilien

Rolf und Ursula Aßmus
Naturtextilien oHG
Postfach 30
74377 Ingersheim
Tel. (0 71 42) 69 04
oder 69 20
Fax (0 71 42) 5 26 44

Hess Naturtextilien GmbH
Postfach
35504 Butzbach
Tel. (0 60 33) 99 11 44
Fax (0 60 33) 99 11 20

ÖSTERREICH
(Internationale
Vorwahl: 00 43)

MA GmbH
Biberstr. 22/2
1010 Wien
Tel. (01) 31 27 96
Fax (01) 31 52 86

SCHWEIZ
(Internationale
Vorwahl: 00 41)

Maharishi Ayur-Veda
Products
6377 Seelisberg
Tel. (043) 31 27 96
Fax (043) 31 52 86

REGISTER